产后护理与新生儿养育同步指导全书

王晓梅 主编

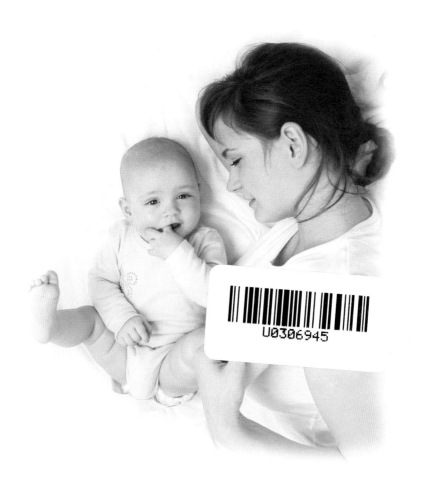

江西科学技术出版社

图书在版编目（CIP）数据

产后护理与新生儿养育同步指导全书/王晓梅主编.
-- 南昌：江西科学技术出版社，2017.12
ISBN 978-7-5390-6073-6

Ⅰ．①产… Ⅱ．①王… Ⅲ．①产褥期－护理－基本
知识②新生儿－哺育－基本知识 Ⅳ．①R714.6②R174

中国版本图书馆CIP数据核字(2017)第230034号
选题序号：ZK2017219
图书代码：D17080-101
责任编辑：张旭　周楚倩

产后护理与新生儿养育同步指导全书

CHANHOU HULI YU XINSHENGER YANGYU TONGBU ZHIDAO QUANSHU

王晓梅 主编

摄影摄像	深圳市金版文化发展股份有限公司	
选题策划	深圳市金版文化发展股份有限公司	
封面设计	深圳市金版文化发展股份有限公司	
出　　版	江西科学技术出版社	
社　　址	南昌市蓼洲街2号附1号	
	邮编：330009　电话：（0791）86623491　86639342（传真）	
发　　行	全国新华书店	
印　　刷	深圳市雅佳图印刷有限公司	
开　　本	720mm×1020mm　1/16	
字　　数	120 千字	
印　　张	16	
版　　次	2018年3月第1版　2018年3月第1次印刷	
书　　号	ISBN 978-7-5390-6073-6	
定　　价	39.80元	

赣版权登字：03-2017-332

Part

01

迎接宝宝的准备

产前准备 | 2

• **生产前的心理准备和规划 | 2**

以积极乐观的态度迎接宝宝 | 2

确定生产的地方 | 2

• **准备婴儿用品 | 3**

宝宝用品的挑选 | 3

宝宝寝具的选择 | 5

哺乳用品的挑选 | 6

• **准备入院和出院用品 | 7**

去医院时所需的用品 | 7

住院期间所需的用品 | 8

出院时所需的用品 | 9

• **分娩前的检查 | 10**

彩超检查 | 10

阴道检查 | 10

测宫高与腹围 | 10

血压、心率、体重测量 | 10

• **分娩前兆及住院须知 | 11**

分娩先兆 | 11

分娩的信号 | 12

必须立即就医的紧急状况 | 12

目录

CONTENTS

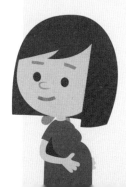

- **分娩的类型 | 13**

  自然分娩 | 13

  剖宫产分娩 | 14

- **特殊分娩方法 | 15**

  拉梅兹分娩法 | 15

  水中分娩法 | 18

  无痛分娩法 | 20

- **分娩时可能遇到的问题 | 22**

  早期破水 | 22

  前置胎盘 | 22

  胎盘的早期剥离 | 22

  脐带缠绕胎儿 | 23

  产后出血 | 23

  分娩的疼痛 | 23

  分娩进行时 | 25

- **自然分娩是最佳的生产方式 | 25**

  多数人选择自然分娩 | 25

  自然分娩对妈妈的好处 | 25

  自然分娩对宝宝的好处 | 26

  自然分娩的缺点 | 26

  自然分娩是否顺利的要素 | 27

  可以自然分娩的标准 | 28

- **自然分娩的过程 | 29**

  分娩第 1 期——开口期 | 29

  分娩第 1 期的处理措施 | 29

  分娩第 1 期产妇该做的事 | 30

  分娩第 2 期——产出期 | 31

  分娩第 2 期的处理措施 | 32

  分娩第 2 期产妇该做的事 | 32

  分娩第 3 期——后产期 | 33

  分娩第 3 期的处理措施 | 33

  分娩第 3 期产妇该做的事 | 34

  需要协助分娩的情况 | 35

- **妈妈自然分娩时，爸爸应该做什么 | 36**

  第一产程：帮助妈妈放松 | 36

  第二产程：鼓励妈妈活动 | 36

  第三产程：耐心等候，配合医生 | 36

  第四产程：照顾好婴儿 | 36

- **在医院自然分娩时，应该如何与医生配合 | 37**

  分娩的第一产程的配合 | 37

  分娩的第二产程的配合 | 38

  分娩的第三产程的配合 | 39

  分娩的第四产程的配合 | 39

- **自然分娩时，如何才能减轻分娩的痛苦 | 40**

    分娩时要合理利用体力的配合 | 40

- **自然分娩后，应该如何护理产妇 | 43**

    注意观察出血量，防治流血不止 | 43

    会阴伤口的自我呵护 | 44

    注意定时测量体温 | 45

    注意洗澡、洗头 | 45

    多喝水，适当活动 | 45

    忌一满月就恢复性生活 | 46

- **剖宫产手术的必要性 | 47**

    胎儿情况欠佳 | 47

    孕妇情况欠佳 | 47

- **剖宫产对产妇的影响 | 48**

    剖宫产对产妇的好处 | 48

    剖宫产对产妇的坏处 | 48

- **剖宫产对宝宝的影响 | 49**

    剖宫产对宝宝的好处 | 49

    剖宫产对宝宝的坏处 | 49

- **妈妈进行剖宫产分娩，爸爸应该做什么 | 50**

    术前爸爸的任务 | 50

    术中爸爸的任务 | 50

- **剖宫产手术的过程 | 51**

    手术准备 | 51

    对腹部进行消毒、麻醉 | 51

    切开腹部和子宫壁 | 51

    取出胎儿 | 51

    取出胎盘 | 51

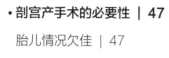

缝合手术部位 | 51

• **剖宫产分娩后需注意的事项 | 52**

产后注意排尿 | 52

少用止痛药物 | 52

术后多翻身 | 52

卧床宜取半卧位 | 53

尽力早下床活动 | 53

做好全身清洁工作 | 54

禁止房事 | 54

• **关于剖宫产的错误观念 | 55**

Part
02

产后月子护理与保健

产后"坐月子"有多重要 | 60

• 什么是坐月子? | 60

• 为什么要"坐月子"? | 60

• 坐月子的选择 | 61

坐月子的方式 | 61

坐月子的基本原则 | 62

在家坐月子最安心 | 63

月子保姆的定义 | 64

月子保姆的工作职责 | 65

月子保姆的素质要求 | 66

产后护理 | 67

• 产后的身体变化 | 67

产后第 1 周产妇的身体变化 | 67

产后第2周产妇的身体变化 | 67

产后第3周产妇的身体变化 | 68

产后第4周产妇的身体变化 | 68

产后第5周产妇的身体变化 | 68

产后第6周产妇的身体变化 | 68

产后会出现的正常现象 | 69

• **产后的生活护理** | **70**

产妇要及时排尿 | 70

产后要尽早下床活动 | 70

营造良好的居家环境 | 71

坐月子期间休养重点 | 72

产后几天要卧床休息 | 73

坐月子第1周这样做 | 73

产妇产后2～4周活动及注意事项 | 75

• **自然产的特别护理** | **76**

帮助产妇护理会阴部 | 76

会阴部切开的伤口护理 | 76

• **剖宫产的特殊护理** | **78**

剖宫产伤口的护理 | 78

剖宫产后要注意异常变化 | 79

剖宫产术后禁忌 | 79

• **产后可能引发的疾病** | **81**

产后体虚 | 81

产后腹痛 | 81

产后恶露不尽 | 81

产后腰腿痛 | 81

产后便秘 | 82

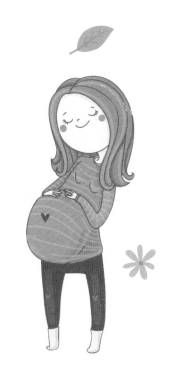

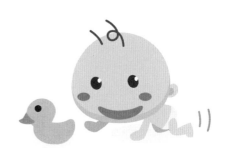

产后痔疮 | 83

产后乳房疼痛 | 83

乳房皲裂 | 84

乳腺炎 | 85

子宫复旧不全 | 85

胎盘残留 | 86

妊娠高血压后遗症 | 86

会阴疼痛 | 86

产后尿失禁 | 86

耻骨疼痛 | 87

膀胱炎 | 87

产褥热 | 87

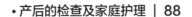

• 产后的检查及家庭护理 | 88

产褥期的检查 | 88

产褥期的护理及卫生指导 | 88

• 产后避孕法 | 89

保险套 | 89

节育手术 | 89

子宫内避孕器 | 90

口服避孕药 | 90

• 产后抑郁 | 91

什么是产后抑郁症？ | 91

赶走忧郁的自我调适法 | 91

有自信的妈妈最美 | 92

不要忽略情绪的变化 | 94

快乐才是妈妈的生活主题 | 95

学会自我减压，生活更轻松 | 99

吃对月子餐，拥有好体质 | 101

• **产后的饮食调养** | **101**

忌吃刺激性食物，多喝牛奶 | 102

食物种类丰富多样化 | 102

不可单一食物摄取 | 102

• **摒弃坐月子的旧观念** | **103**

多吃鸡蛋滋补身体 | 103

早喝汤，早出奶 | 103

月子里绝对不能吃水果 | 104

火腿长伤口，产后要多吃 | 104

产后吃素，恢复苗条 | 104

• **产后饮食的重要性** | **105**

补充足够的营养 | 105

有利于身体早日康复 | 105

防治产后病 | 105

促进宝宝的生长发育 | 106

孕期患有疾病产妇的饮食注意事项 | 106

• **产后饮食禁忌** | **107**

产后错误的饮食观念 | 107

产后饮食 5 大忌 | 108

• **产褥期忌吃食物** | **109**

辣椒 | 109

咸鱼、腊肉 | 109

咖啡 | 109

浓茶 | 109

西瓜 | 109

生冷食品 | 109

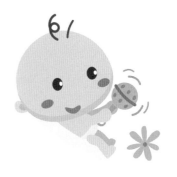

- **产后第 1 周饮食最重要 | 110**

调理好产妇第 1 周的饮食 | 110

剖宫产术后的饮食要求 | 111

- **产后第 1 周月子饮食 | 112**

百合鲜蔬炒虾仁 | 112

生化汤 | 113

红枣薏仁百合汤 | 113

芝麻糊 | 114

茯苓粥 | 114

- **产后第 2 周月子饮食 | 115**

肉末蒸蛋 | 115

清蒸鸡汁丝瓜 | 116

芦笋煨冬瓜 | 116

糖醋排骨 | 117

娃娃菜萝卜汤 | 117

西红柿面片汤 | 118

青木瓜炖鱼 | 118

干贝冬瓜汤 | 119

核桃枸杞紫米粥 | 119

大虾粥 | 120

黑豆蜜茶 | 120

- **产后第 3 周月子饮食 | 121**

蒸肉末白菜卷 | 121

麻油猪肝汤 | 122

大枣枸杞蒸猪肝 | 122

黑木耳红枣汤 | 123

腐竹玉米猪肝粥 | 123

胡萝卜小米粥 | 124

杜仲饮 | 124

- **产后第 4 周月子饮食 | 125**

南瓜蒸百合 | 125

草菇丝瓜蒸虾球 | 126

虾仁腰果 | 126

黄豆芽炖排骨 | 127

黄芪鸡汤 | 127

木瓜牛奶露 | 128

猪肝炒饭 | 128

- **产后第 5 周月子饮食 | 129**

西红柿高丽菜牛肉 | 129

三鲜焖豆腐 | 130

香炒猪肝 | 130

黄芪猪肝汤 | 131

海带猪脚汤 | 131

莲子百合炖银耳 | 132

小米桂圆粥 | 132

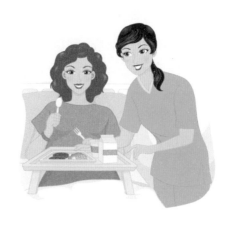

• **产后第 6 周月子饮食** | **133**

寿喜烧 | 133

莲子炖猪肚 | 134

牛蒡排骨汤 | 134

土豆南瓜炖鸡肉 | 135

虾仁炒韭黄 | 135

鲜虾粥 | 136

核桃蜂蜜豆浆 | 136

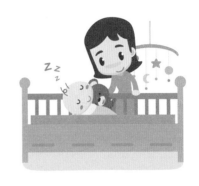

• **授乳妈妈的营养调理** | **137**

哺乳期的饮食调理 | 137

哺乳期的营养摄取 | 138

• **授乳妈妈的饮食重点** | **139**

热量摄取要比之前多 400 ～ 500 卡 | 139

脂肪能提供较多的热量，并促进乳汁分泌 | 139

矿物质和微量元素的摄取 | 140

蛋白质摄取不足会影响泌乳量 | 140

补充足量的维生素 | 140

产后缺乳饮食原则 | 141

产后缺乳膳食宜忌 | 142

哺乳期的用药指南 | 142

黑芝麻糙米粥 | 143

鲈鱼汤 | 143

红枣猪脚花生汤 | 144

木瓜排骨花生汤 | 144

三菇烩丝瓜 | 145

大虾炖豆腐 | 145

杏仁奶露 | 146   哺乳茶 | 146

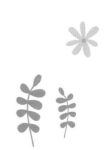

• **产后常见症状的食疗** | **147**

产后出血的饮食原则 | 147

产后腹痛的饮食原则 | 148

产后发热的饮食原则 | 148

产后身痛的饮食原则 | 150

产后头痛的饮食原则 | 151

产后便秘的饮食原则 | 152

产后腹泻的饮食原则 | 153

芝麻核桃花生粥 | 154

虫草乌骨鸡汤 | 154

枸杞生姜排骨汤 | 155

牛奶枸杞莲子百合鸡汤 | 155

猕猴桃优格 | 156

香蕉百合银耳汤 | 156

跟着动一动，产后更美丽 | 157

• **产后瘦身的正确观念** | **157**

产后忌过早瘦身 | 157

剖宫产产妇瘦身注意事项 | 157

产后瘦身的错误认知 | 158

• **动起来！一起变辣妈** | **159**

产后瘦身原则 | 159

产后瘦身秘诀 | 160

运动是恢复身材的法宝 | 160

简单和缓的产后运动法 | 161

• **细腰、美腿完全养成法** | **162**

想拥有美腿，就这样做 | 162

重塑美腿的妙招 | 163

一起走出小蛮腰 | 163

· **轻松打造美胸、翘臀 | 164**

3 招就能让你的胸更美 | 164

产后美臀运动 | 165

· **拥有 Q 弹滑嫩的肌肤 | 165**

产后的皮肤问题 | 165

产后护肤原则 | 166

四季护肤方法各不同 | 167

恢复身材塑身操 | 168

· **轻松简易产褥运动 | 168**

· **剖宫产后复原操 | 171**

· **产后饮食与运动 Q&A | 172**

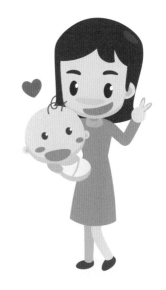

Part
03

新
生
儿
护
理
与
保
健

新生儿的生长发育 | 178

· **新生儿定义 | 178**

· **新生儿生长发育 | 178**

头部 | 178

头发 | 178

胸部 | 179

肚脐 | 179

手指甲与脚趾甲 | 179

皮肤 | 180

呼吸 | 180

体温 | 180

血液循环 | 181

视觉 | 181

嗅觉和味觉 | 181

听觉 | 182

触觉 | 182

肠胃 | 182

泌尿 | 182

排便 | 183

睡眠 | 183

姿势 | 184

原始反射 | 184

一个月宝宝的变化 | 186

• 新生儿的平均体重、身长、头围、胸围 | 186

体重 | 186

身长 | 186

头围 | 186

胸围 | 186

新生儿最初的模样 | 187

• 新生儿第 1 周 ~ 第 4 周的变化 | 188

新生儿第 1 周的变化 | 188

新生儿第 2 周的变化 | 188

新生儿第 3 周的变化 | 189

新生儿第 4 周的变化 | 189

• 第 1 周新生儿的发育情况 | 190

• 第 2 周新生儿的发育情况 | 191

• 第 3 周新生儿的发育情况 | 192

• 第 4 周新生儿的发育情况 | 193

新生儿的日常护理 | 194

• 正确包裹新生儿 | 194

• 给新生儿测体温儿 | 194

• 新生儿的眼部、口腔护理 | 195

• 新生儿的脐带护理 | 195

• 新生儿的皮肤护理 | 196

• 新生儿的生殖器护理 | 196

• 新生儿的正确抱法 | 197

抱新生儿的两种方法 | 197

抱新生儿的注意事项 | 197

• 新生儿的洗浴护理 | 198

洗澡前的准备 | 198

洗澡的顺序 | 198

• 新生儿尿布的选择 | 199

• 给新生儿正确穿脱衣服 | 199

• 新生儿衣物的清洗 | 200

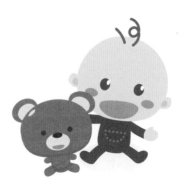

新生儿的衣物买回来就要清洗 | 200

成人与宝宝的衣服要分开洗 | 200

用洗衣液清洁宝宝衣物 | 200

漂白剂要慎用 | 200

漂洗过程也很重要 | 200

• **正确对待新生儿哭泣 | 201**

饥饿 | 201

不舒服 | 201

消化不良和腹绞痛 | 201

感情发泄 | 201

其他 | 201

• **新生儿第 1 周的照顾 | 202**

根据宝宝的生活节奏来调整休息时间 | 202

宝宝需要随时哺乳 | 202

• **新生儿第 2 周的照顾 | 202**

• **新生儿第 3 周的照顾 | 203**

• **新生儿第 4 周的照顾 | 203**

母乳喂养 | 204

• **哺乳前的乳房清洁与护理 | 204**

哺乳期的乳房清洁 | 204

哺乳期预防胸部下垂 | 204

注意防治乳房湿疹 | 205

注意预防乳头皲裂 | 205

乳房交替喂奶 | 205

• **自然分娩的产妇的正确哺乳方法 | 205**

• **剖宫产的产妇的正确哺乳方法 | 206**

• **早产儿及双胞胎的母乳喂养方法 | 207**

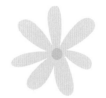

早产儿的母乳喂养法 ｜ 207

双胞胎的母乳喂养法 ｜ 207

· 哺乳中常见的问题及应对方法 ｜ 207

每次哺乳时间多长为宜 ｜ 207

哺乳过程中婴儿哭闹 ｜ 208

乳头干裂或疼痛 ｜ 208

流下母乳 ｜ 208

乳房严重肿胀 ｜ 209

哺乳过程中必要的营养素 ｜ 209

配方奶喂养 ｜ 210

· 选择合适的配方奶 ｜ 210

认识配方奶 ｜ 210

配方奶的营养成分 ｜ 210

选择配方奶的基本原则 ｜ 212

· 清洁奶瓶的方法 ｜ 213

奶瓶的清洁 ｜ 213

奶瓶的消毒 ｜ 214

晾干奶瓶 ｜ 214

配方奶的调配方法 ｜ 215

· 配方奶喂养中常见的问题及应对方法 ｜ 216

宝宝便秘及应对方法 ｜ 216

换奶粉导致腹泻及应对方法 ｜ 216

宝宝不接受配方奶及应对方法 ｜ 216

新生儿特殊生理现象与常见问题处理 ｜ 217

· 生理性体重下降 ｜ 217

· 生理性黄疸 ｜ 217

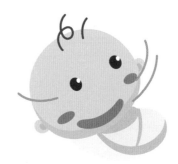

• 假月经 | 217

• 生理性乳腺增大 | 218

• 鹅口疮 | 218

• 马牙 | 218

• 脱水热 | 219

• 尿布疹 | 219

• 尿酸梗塞 | 219

• 青紫 | 220

• 鼻塞 | 220

• 打嗝 | 221

• 过敏性红斑 | 221

• 结膜炎 | 221

• 斜视或眼球震颤 | 222

• 油耳朵 | 222

• 生理性脱发 | 222

• 舌系带 | 222

• 出生后无尿 | 223

• 红色尿 | 223

• 胎痂 | 223

• 鼻上黄色小粒 | 223

• 功能性腹胀 | 224

• 胎记 | 224

新生儿常见疾病防治 | 225

• 出血性疾病 | 225

• 肚脐炎症 | 225

• 黄疸 | 226

• 佝偻病 | 226

• 硬肿症 | 226

• 败血症 | 227

• 便秘 | 227

• 肺透明膜病 | 227

• 破伤风 | 228

• 肺炎 | 228

• 囟门异常 | 229

新生儿的习惯培养与训练 | 230

• 生活习惯培养 | 230

饮食习惯 | 230

睡眠习惯 | 231

卫生习惯 | 232

排便习惯 | 232

• 三感训练 | 233

• 语言能力训练 | 235

鼓励宝宝发出声音 | 235

语言能力发展 | 235

• 运动能力训练 | 236

帮宝宝按摩 | 236

刺激体能发育 | 237

动作能力训练 | 237

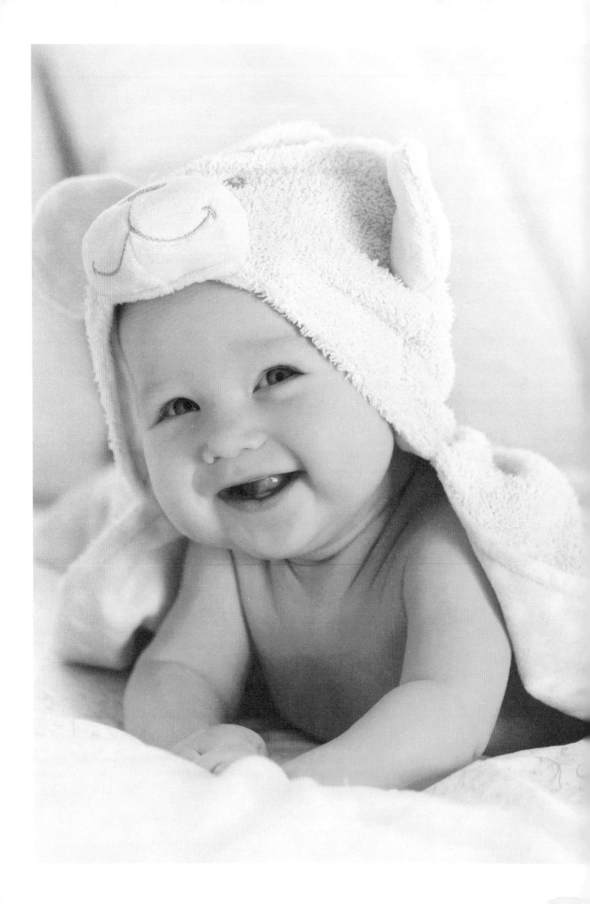

Part
01

迎接宝宝的准备

辛苦怀胎 10 月，终于准备要跟宝宝见面了！在生产前，妈妈住院及哺乳用品、宝宝用品都要提前准备齐全，临产时才不会过于慌乱。此外，接近预产期时，妈妈更要清楚地了解分娩的前兆，才能知道自己是不是要生产了，该做何种紧急的应变处理，还有生产的过程、分娩时可能遇到的问题、异常分娩等各种分娩相关知识，在本单元中也都有详尽的解说，让妈妈在产前可以对分娩这件事有全方面的了解，并做好充足的心理准备，以最万全的心理状态和丰富知识，安心迎接宝宝的出生。

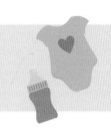

产前准备

生产前的心理准备和规划

随着预产期越来越接近，妈妈的内心除了充满即将见到宝宝的期待，也有许多紧张和不安，在这段期间妈妈要尽量调适心情，以愉悦的心态迎接宝宝的到来。

· 以积极乐观的态度迎接宝宝

首先，怀孕妈妈须明确了解因怀孕而引起的身体反应，当然也应该注意一些常识，让自己在生产时不会过于慌乱。同时，要有相信自己可生出健康宝宝的信心和积极的态度迎接即将面临的生产，便是顺利生产的最大秘诀。

怀孕妈妈越在接近预产期时，越要以乐观放松的心情面对，开心地迎接宝宝的到来。

足月出生的婴儿，体重平均约3千克，肚围亦因母体本身的体格、初产、经产之不同而各异。若要比较一些细微之点，生产可说是因人而异。虽然如此，多数的孕妇都能顺利生产并养育子女。而所谓的无痛分娩，是一种精神预防性的无痛分娩和引导法，只要自己本身积极地面对生产，就会有极佳的效果；对胎儿亦完全无害，可说是理想的生产法。

· 确定生产的地方

一般而言，医院里的设备完善，亦有专科医生、护士的照顾，遇有紧急危险状况时可做妥善的处置。小诊所的设备没有医院完善，所以到小诊所生产时，需找有经验、可信任的医生或助产士，但还是建议怀孕妈妈尽量选择可靠的医院或知名的诊所进行生产。很多被认为正常的生产亦有难以预测的异常事态发生，而且因不知孕妇产后会有多少的出血（生产出血平均约500毫升），一旦引起大量出血，将危及母体生命安全，必须立刻做紧急处理。因此，生产地方的选择十分重要，最好是在一开始做产检的医院或诊所生产，医生也比较好掌控妈妈的身体状况。

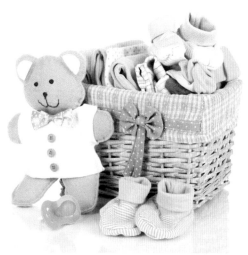

准备婴儿用品

为即将出生的宝宝用心挑选婴儿用品是一件幸福的事情，必须提前准备好宝宝出生时需要的婴儿用品。让我们一起学习如何挑选婴儿用品的要领吧！

·宝宝用品的挑选

对直接接触婴儿皮肤的内衣，先仔细检查它的质地，用料选择吸水性和保温性都很优越的 100% 纯棉产品最适合。为防止衣缝碰到婴儿皮肤，宜选择衣缝向外凸出的衣服。夏天给婴儿穿的衣服宜选用透气性好的纱布毛巾或纯棉布料，春天和秋天选用针织品，冬天则用保温性佳的产品。尿布选择柔软、吸水性强的纯棉制品。

1 婴儿上衣

婴儿最基本的内衣，选择透气性、吸汗性好的纯棉制品。忌花边和装饰，样式尽量愈简单愈好。准备 3 ～ 4 件。

2 纱布、毛巾、手帕

在给婴儿喂奶、擦汗及洗澡时使用。准备多张柔软、吸水性佳的手帕，10 ～ 20 条。

3 罩衣

套在上衣外面穿，夏天可只穿上衣，准备 2 件。

4 尿布

尿布一般选择柔软、吸水性好的纯棉制品。婴儿一般大小便频率高，所以量要备足，30 ～ 40 片。使用药物需要限制，听从医师的专业建议为佳。

5 围兜

　　新生婴儿的肠胃尚在发育阶段，容易呕吐，唾液也很多，应常备围兜，准备 3 ~ 7 条。

6 尿布罩

　　可以防止因大小便把衣服弄湿，尿布罩应选择防水性佳的产品，大约准备 3 ~ 4 件。

7 兔装

　　选择前襟部分为侧扣样式的兔装，以便于更换尿布。兔装既可用作内衣，也可用作室内服，最适合婴儿满 100 天后穿。大约准备 2 件。

8 贴身内衣

　　满 100 天的宝宝开始穿上长袖内衣。应准备稍微宽松的尺寸，2 ~ 3 件。

9 手套、袜子

　　新生婴儿双手乱动而用指甲抓伤脸颊的事情时常发生，所以在家的时候应该暂时把宝宝手脚包好。大约准备 2 套。

10 婴儿车、安全座椅

　　挑选婴儿车和安全座椅时，要考虑到适用性，必须可以从新生儿时期开始使用到 6 岁左右。

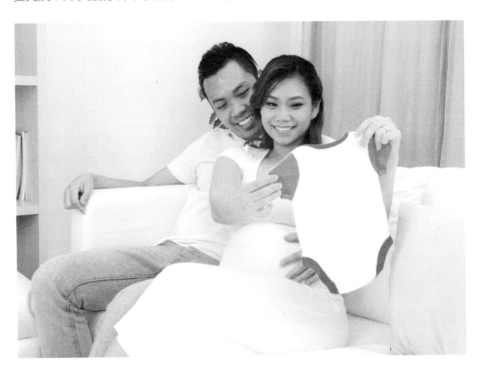

·宝宝寝具的选择

1 婴儿棉被及被套

婴儿棉被不要过于松软，被套应选择又轻又保温的产品。因为婴儿流汗多，所以选择吸水性很好的纯棉制品最为适宜，大约准备 2 套替换。

2 包巾

外出时包裹婴儿的保暖包巾。夏天用薄包巾，冬天用厚包巾。包巾到周岁时还可以当被子用，大约准备 2 件替换。

3 婴儿床

如果除去新生儿父母的床，卧室里还有空间的话，那么可以考虑购买 1 张婴儿床。在购买婴儿床时除了考虑安全性之外，还要充分考虑以后的活用度。

4 荞麦枕头

枕头里装荞麦，能帮助容易发热的婴儿降温且有利于睡眠。考虑到婴儿出汗多的特点，枕头罩应选择吸水性强的棉制品，大约准备 2 个替换。

5 凹枕头

枕头的部位呈下陷状可以使婴儿的头部长得更漂亮。应选择触感好的纯棉制品，大约准备 2 个替换。

6 睡袋

婴儿睡袋是为了防止婴儿睡觉蹬被而使用的包裹婴儿身体的睡眠用品。挑选睡袋最好是柔软棉质的，约准备 2 件替换。

7 尿布垫

防止婴儿大小便弄脏被褥，接触皮肤的位置选择柔软的棉质材料，大约准备 2 张替换。

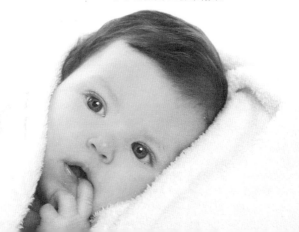

· 哺乳用品的挑选

　　选择母乳喂养还是牛奶喂养，最终将决定所需准备的哺乳物品。本来想好用母乳喂养，但生完宝宝后情况却可能发生变化，所以提前列好一份必要的物品清单会比较好。如果选择牛奶喂养，就把大部分的喂奶用品准备好；如果是选择母乳喂养也要事先购买好必需的用品，然后再根据具体情况添加喂奶用品。

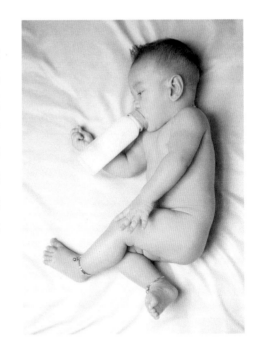

1 奶瓶消毒器

　　一套组合消毒器具包括：能彻底清洗奶瓶的刷子、将消毒完毕的奶瓶取出来的镊子、奶瓶干燥机。可利用家里现有的平底锅专门用于奶瓶消毒，目前，大部分的妈妈比较常用奶瓶消毒锅。

2 奶瓶

　　选择能用热水消毒、轻易擦洗的奶瓶产品。喂牛奶时应购买至少4个大瓶和2个小瓶。即使是喂母乳，也需要用奶瓶给宝宝喂果汁、麦茶等，所以最好至少准备2~3个。

3 吸奶器

　　只用于母乳喂养的情况下，为了下一次喂奶时乳汁能顺利分泌，妈妈利用它将剩余乳汁全部挤出来。如果不将剩余的乳汁充分挤出，容易患乳腺炎。

4 溢乳垫

　　喂养母乳的产妇因为不断分泌乳汁，内衣经常被沾湿，外出时在胸罩里放进溢乳垫会很方便。

5 奶嘴

　　在宝宝吃奶太多或吸吮手指时使用。

准备入院和出院用品

怀孕后期最好将去医院、住院、出院时需要的用品一一整理，放入包包中，放在明显的地方妥善进行保管，这样在阵痛来临时也能不慌张。

· 去医院时所需的用品

1. 健保卡及门诊手册	即使突然产生阵痛，不得不一个人去医院时，也务必带上入院所需的病历、健保卡、身份证等资料。这些资料是在整个怀孕期间，每次接受定期检查时的必备品，最好放在随身小手提包里。
2. 公共电话卡或移动电话	为了能跟家人或周围人取得联系，准备公共电话卡或手机。

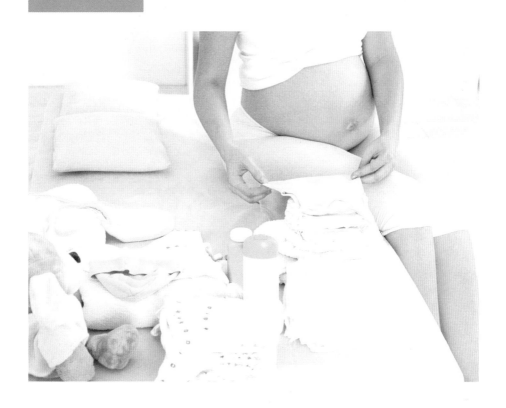

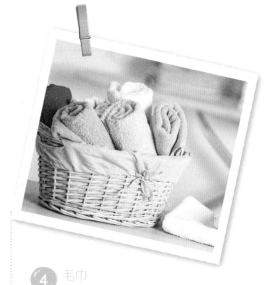

· 住院期间所需的用品

1 内衣

准备 3 条以上产妇用内裤，喂奶时用的胸罩也一并准备。如果不是夏天，那么最好在住院服里面穿上内衣，所以一共准备两件内衣和两双袜子。

2 套在外面的衣服

分娩后容易觉得冷，所以准备能套在住院服上面穿着的衣服，例如开襟毛衣。这样在病房、看望宝宝、使用坐浴室、去接受育儿教育时就可直接套在住院服外穿。

3 梳子及发带

因为在入院过程中不能洗头，所以准备能随时梳头的梳子，并用发带或发夹好好整理头发。

4 毛巾

在入院期间要经常使用毛巾，所以多准备几条。毛巾不仅能用于洗脸，还能当床垫或枕头垫。

5 洗刷用具、基础化妆品

分娩后的几天一般不洗澡或洗头，但为预防万一，还是准备好牙刷和盥洗用具和洗面奶等基础化妆品、漱口水。

6 溢乳垫

分娩后就会有乳汁分泌，准备溢乳垫以便在医院帮婴儿哺乳时使用。

7 产妇用护垫、湿纸巾

分娩后恶露流出情况非常严重，所以这些是必备品。医院有时也会提供此类用品，所以事先确认后再按需要准备。

· 出院时所需的用品

1 出院服
分娩后腹部不会立刻恢复平坦，所以准备比怀孕前衣服尺寸稍大的出院服，夏天也要穿长袖的衣服以免受寒。

2 婴儿用品
帮出院的宝宝准备开襟衣服、尿布、尿布罩、内裹布等物品。因为宝宝是第一次接触外部空气，需紧紧包裹宝宝以免受寒。如果家离医院很远，准备好奶瓶以备途中喂奶。

3 包巾
准备出院时能安全包裹宝宝的包巾，如果是冬天则准备厚厚的包巾，让宝宝不会因为外面的寒风而着凉感冒。

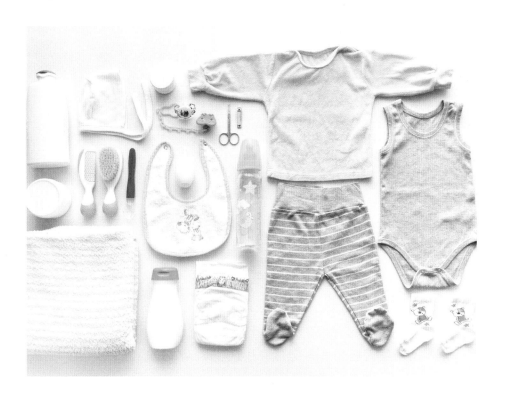

分娩前的检查

为了优生优育，每个孕妇都不可忽略分娩前的检查。但也不要太紧张，产前的检查是为了让医生了解情况，选择适合孕妇的分娩方式，让孕妇们顺利安全地将宝宝生下，迎接新生命的诞生的，所以意义重大。分娩前需做以下检查。

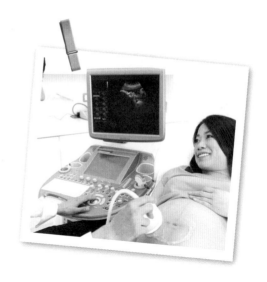

· 彩超检查

主要是最后看看胎儿有没有脐带绕颈、脐脑动脉的血流好不好等情况，最后确定一下胎位。

· 阴道检查

这是必须要做的检查项目，主要是对宫颈、阴道、外阴进行检查，从外而内，先是看外阴，然后检查阴道和宫颈。阴道内的检查，主要看是否有湿疣、血管扩张、阴道畸形、阴道横隔、阴道纵隔、双阴道等与分娩相关的情况。目的是确认准妈咪是否临产、产程进展如何、胎位是否正常、有无难产可能、骨盆是否足够宽大等。

· 测宫高与腹围

分娩前通过测量宫高和腹围，可以估计胎儿的体重。同时根据宫高妊娠图曲线以了解胎儿宫内发育情况，比如是否发育迟缓或巨大儿。

· 血压、心率、体重测量

在分娩期间，应定时测量血压、心率，关注两者变化。测量体重，是为了了解水肿情况，预防妊娠高血压综合征等出现。孕晚期体重增加比早期明显，从表面看水肿不明显，但测体重时，如发现重量较上周测量时增加超过 0.5 千克以上，就可能是隐性水肿，应提高警惕，预防产前惊厥等问题的产生。

分娩前兆及住院须知

随着预产期的临近，孕妇总是会担心什么时候开始分娩、会出现什么症状等。开始分娩的预兆分为多种，但有时表现形式会因人而异，所以要做好所有准备。

· 分娩先兆

1. 胎儿下滑到骨盆	临近分娩时孕妇最先感觉到的变化就是婴儿位置的改变。本来在妈妈肚脐眼附近活动的胎儿慢慢滑到下面进入妈妈的骨盆。接着孕妇能感觉到腹部下坠感，即使是肉眼从外面观察也能感觉肚子明显下垂。
2. 胎动次数明显减少	婴儿进入妈妈的骨盆固定下来后动作也变少了。因此妈妈几乎感觉不到婴儿的胎动。但也不是一整天都不动，有些婴儿即使在生产当天也非常活跃。
3. 阴道分泌物增多	即将临盆时，阴道和子宫颈部分泌的黏液增多，此类黏液有帮助婴儿顺利通过产道的润滑作用。随时检查分泌物的颜色、气味有无异样，有异味或阴部发痒时，应向医生咨询是否为阴道炎。
4. 胃部和胸部的压迫感减轻	到了怀孕后期，原先感觉消化不良等症状都会随之消失，食欲开始恢复。这是因为婴儿的下滑减轻了子宫对胃和胸部的压迫。
5. 如厕次数增多	胎儿位置下滑时，其头部将压迫怀孕妈妈的膀胱，所以会频繁感到尿意。尤其分娩即将临近的时候，每晚排尿次数会超过 2～3 次。
6. 腹部不规则地收缩	预产期临近时，腹部会有痛经一样的感觉，这叫假阵痛收缩。这是因为该时期子宫变得很敏感，就算受到轻微的刺激也会收缩。

出现分娩的征兆时，妈妈不要过于慌张，只要再次确认入院用品是否准备齐全，放松心情即可。

· 分娩的信号

1. 出现恶露	阵痛前的少量出血叫恶露，是由子宫强烈收缩使子宫入口处的黏液性卵膜脱落引起的生理现象，说明子宫口开始张开。
2. 开始阵痛	大部分孕妇是从子宫收缩开始知道即将要分娩的。阵痛开始是轻微的痛经和腰痛，最初感觉腹部紧绷，大腿内侧收缩，紧接着阵痛开始有规律性地反复出现，且疼痛感也逐渐加强。
3. 羊水破裂	原本包裹胎儿的羊膜脱落，从宫腔中流出大量温暖液体的现象称为破水。一般的顺序是阵痛开始，子宫口张开，然后破水，但也有在预产期之前没有什么症状就突然发生破水的情况。
4. 腰酸	阵痛时常会感觉腰酸，那是因子宫收缩时压迫到腰部及背部。有些经产妇可能没感觉阵痛，只是觉得腰酸就已经快生了。
5. 便意或腹泻	当胎头下降压迫到直肠，此时怀孕妈妈会有便意感，甚至腹泻，通常这时子宫颈口已开 7～8 厘米。

· 必须立即就医的紧急状况

1. 早期破水	羊水在不出现阵痛和恶露的情况下先行破裂的症状叫早期破水。羊水若提前破裂易引发危险，这时不要慌，应立刻去医院。
2. 阴道严重出血	怀孕后期没有阵痛只有出血，可能是胎盘前置所致。正常胎盘位于子宫的底端，胎盘前置、离子宫颈很近或把整个子宫口堵住，出血量有所不同。
3. 胎动突然停止	如果胎儿 24 小时之内没有任何动静，或腹部突然变硬、胎动停止时表示胎儿有危险。胎动突然停止或腹部的状况与平时有异时，应立即去医院。在进行超音波检查以后，如果怀疑胎儿有异常，可以接着做无应激试验。
4. 脐带脱垂	当待产过程发生脐带脱垂，通常会采取紧急剖宫生产。而其造成原因尚未确定，可能是羊水过多导致胎头在子宫里浮着，突然有破水情况，脐带比胎头先掉下来；也可能是脐带较长，脐带较长还可能发生脐绕颈现象。

分娩的类型

胎儿分娩主要是阴道自然分娩和剖宫产两种方式。这两种分娩方式哪种更好，下面我们来详细解析下这两种分娩方式。

·自然分娩

自然分娩是指在有安全保障的前提下，通常不加以人工干预手段，让胎儿经阴道娩出的分娩方式。自然阴道分娩是最理想、对母婴健康最安全的分娩方式。它最基本的条件是决定分娩的三因素——产力、产道及胎儿均正常且三者相适应。孕妇在决定自然分娩时，应先了解何时预产及生产的全过程。

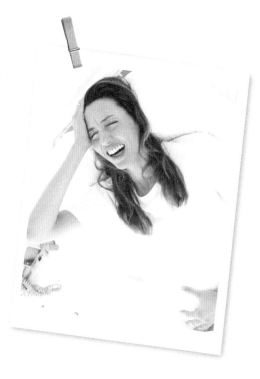

自然分娩是一种自然的生理现象，采用这种方式分娩的好处是：首先，临产时随着子宫有节律的收缩，胎儿的胸廓受到节律性的收缩，这种节律性的变化使胎儿的肺部迅速产生一种叫做"肺泡表面活性物质"的磷脂，因此出生后的婴儿，其肺泡弹力足，容易扩张，能很快建立自主呼吸；其次，在分娩时，胎儿由于受到阴道的挤压，呼吸道里的黏液和水分都被挤压出来，因此，出生后婴儿患有"新生儿吸入性肺炎"、"新生儿湿肺"的情况相对减少；另外，随着分娩时胎头受压，婴儿的血液运行速度变慢，相应出现的是血液充盈，兴奋呼吸中枢，建立正常的呼吸节律；而分娩阵痛也使子宫下段变薄，上段变厚，宫口扩张，产后子宫收缩力会更强，有利于恶露的排出，也有利于子宫复原。经阴道分娩才是正常的分娩途径，没有疼痛就没有生育，这犹如真理般的定数却让很多女人望而生畏。不过每个准妈妈分娩的过程也是因人而异的，身体和精神状况都会对产痛的剧烈程度和长短产生影响。

·剖宫产分娩

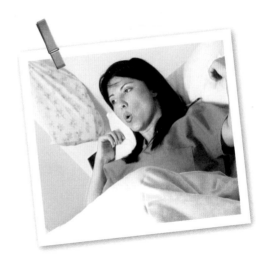

剖宫产就是剖开腹壁及子宫，取出胎儿，是一个重要的手术助产方法。一般来说，自然分娩对大部分的准妈妈而言相对比较安全且伤害性较小，但是在一些特定的适应证之下，有些妈妈则需要接受用什么方式、采取何种方法分娩，医生会对准妈妈做仔细的检查和充分估计。

如果在分娩前或待产过程中出现了对分娩确有困难的因素，对母婴不利，就要决定做剖宫产。通常情况下，产妇或胎儿出现以下问题时，采用剖宫产分娩更有利于准妈咪和新生儿的健康。

1

产妇方面

产程迟滞、产道异常、宫缩乏力、产程延长经过处理无效、前置胎盘、胎盘早剥、子宫先兆破裂；胎位不正如横位、额后位，不能经阴道分娩；有剖宫产史、前次剖宫产是古典式切口愈合不佳或曾做过子宫肌瘤剜除术；高龄初产、妊娠高血压、引产失败、骨盆狭窄或胎头与骨盆腔不对称等。

2

胎儿方面

胎儿宫内窘迫治疗无效，脐带脱垂、胎心尚好、估计短时期不能经阴道分娩；胎盘功能严重减退及羊水过少，胎儿臀位较大、多胞胎、胎儿过大等。一般情况下，剖宫产分娩会在准妈妈全身麻醉或隔膜外麻醉后实施。作为手术前的准备，护士将清除产妇膀胱内的尿液，然后插入导尿管。另外，用消毒液清洗产妇的腹部，然后遮盖消毒的手术服。在手术过程中，准妈妈几乎感觉不到痛感。在非紧急情况下，手术一般是在阴部上方做一横向的切口；而紧急时，手术切口一般是由脐部下方至阴部上方做一纵向切口，纵向切口有助于胎儿的快速离体。剖宫产后，产妇一般需住院观察 2~4 天，医生会尽量鼓励产妇早日离床进行一般性的活动，以利于伤口的愈合及减少并发症发生的可能性。术后一两个星期伤口便会愈合。

特殊分娩方法

随着科学技术的不断进步，能够缓解生产疼痛的方法越来越多，我们搜集了几种特殊的分娩方式，提供更多的选择，使分娩更加顺利。

· 拉梅兹分娩法

拉梅兹分娩法是为缓解分娩时的阵痛和精神痛苦实施的分娩方法，利用呼吸方法分散或缓解孕妇的阵痛，就能使孕妇更加舒适地分娩。

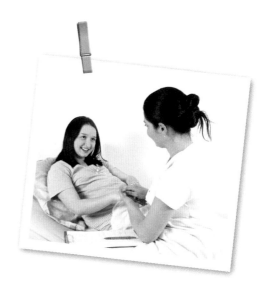

拉梅兹分娩是精神预防性分娩方法，也是分娩准备方法，即主动利用身心减轻阵痛和分娩痛症的方法。在不同情况下，声音、光线或触觉的感觉也不同；同样的道理，在疲倦和兴奋时，对痛症的感觉程度也不同。拉梅兹分娩法是利用精神预防训练，即利用呼吸法、松弛法、联想法缓解痛症的分娩方法。

在欧美广泛使用的分娩方法中，最常用的就是拉梅兹分娩法。最近的拉梅兹分娩法除了传统的拉梅兹分娩法（精神预防训练、呼吸方法、松弛法）外，还包括对妊娠及分娩的基本妇产科教育，运动及身体的条件反射训练，跟丈夫一起做的分娩准备及父母做的准备。在韩国几家医院也可以进行这些分娩准备。刚开始，俄罗斯医生根据巴甫洛夫的条件反射发明了拉梅兹分娩法，后来由法国医生拉梅兹博士整理和推广，因此被称为拉梅兹分娩法。

1 拉梅兹的联想法

联想愉快的事情就能促进内腓肽的分泌，这样能提高对痛症的抵抗能力。

吗啡是常用的镇痛剂，在手术后能有效地减轻痛症。通过联想法能促进具有镇痛效果的内腓肽分泌，因此能有效地缓解阵痛。

联想法是精神预防训练之一。只要是能转换情绪的联想，都能成为很好的联想素材。如联想幽静的休息处、美好的回忆，就能消除紧张感，而且能缓解痛苦。

一般来说，出现阵痛时可以采用联想法。如果缺乏平时的练习，在出现阵痛时就很难联想愉快的事情，所以在日常生活中，应该努力地寻找联想素材，并积极地练习联想、放松、呼吸等方法。

2 拉梅兹的松弛法

如果身体肌肉收缩，肌肉就会工作，因此能分泌出乳酸，积存在体内容易导致疲劳。如果出现阵痛，剧烈的痛症会使全身僵硬。在这种情况下，僵硬的肌肉会大量地产生乳酸，因而加重身体的疲劳。

相反，如果放松全身就能分泌松弛素激素，因此能促进全身的放松。如果充分地放松身体，就能加快子宫的开启速度，能缩短阵痛的时间。

肌肉是连接关节的器官，因此放松关节就能放松肌肉。在日常生活中，必须练习手腕、脚踝、肘部、肩关节、膝关节、股关节、颈关节的松弛方法。一般情况下，人的肌肉都处于紧张状态，因此很难彻底放松全身肌肉，孕妇很难独自判断全身的松弛程度，因此最好由丈夫检查肌肉的松弛情况。

3 拉梅兹的呼吸法

呼吸法称得上是拉梅兹分娩法的亮点。一般情况下，在拉梅兹分娩法中使用胸式呼吸法。通过这种呼吸法，可以得到两种效果：首先，能充分地提供氧气，充分地放松肌肉及体内组织，给胎儿提供充足的氧气，有助于胎儿的健康；其次，通过呼吸能把注意力转移到呼吸中，因此能缓解疼痛。呼吸法包括分娩第 1 期的 3 种呼吸法和分娩第 2 期产出期的用力呼吸法。

一般情况下，阵痛中的孕妇会根据子宫的开启状态使用相应的分娩第 1 期呼吸方法。只有在实际情况下，才能知道适合自己的呼吸方法，因此要积极地练习这 3 种呼吸方法。只要不做剖宫产手术，所有孕妇都需要学习分娩第 2 期的用力呼吸方法。从某种角度来看，该方法称不上呼吸方法，但是在分娩过程中必须适当地调节呼吸，因此统称为呼吸方法。

随着分娩过程的不同，呼吸方法也不同，因此要掌握好其中的知识。

分娩第 1 期的准备期呼吸方法，此时子宫口开启 3 厘米左右。如果开始阵痛，就应该深呼吸，然后缓慢地胸式呼吸。

此时，呼吸速度为孕妇正常呼吸速度的 1/2 ~ 2/3。比如，正常呼吸速度每分钟为 20 次，那么此时的呼吸速度约为 10 次和 13 次的中间速度 12 次。

分娩第 1 期的准备期呼吸方法，此时子宫口开启 7 ~ 8 厘米。如果出现阵痛，就应该深呼吸，然后快速地胸式呼吸。

此时，呼吸速度为孕妇正常呼吸速度的 1.5 ~ 2 倍。1 分钟的正常呼吸次数为 20 次，开口期的呼吸速度为正常呼吸速度的 1.5 倍，即 30 次左右。另外，每次的持续呼吸时间为 2 秒钟，比如，短暂地吸气 1 秒，然后快速地呼气 1 秒。

分娩第 1 期的准备期呼吸方法，此时子宫口开启 8 厘米以上，或者完全开启。

此时的呼吸速度类似于开口期的呼吸速度，但是间隔 3 次要像叹气一样深呼吸 1 次，又称为"吸—吸—呼"呼吸方法。此时，不要发出声音，只是把嘴型调整为"吸—吸—呼"形状。第 3 次的呼气中，应该深深地呼气。尽量用鼻子呼吸，这样就能防止用嘴呼吸时容易出现口干舌燥的现象。

分娩第 2 期的准备期呼吸方法，此时子宫口完全开启至胎儿出生为止。

首先，像深呼吸一样深深地吸气，然后像排便一样向下用力，同时憋着气数数。最好数到 10，然后再次吸气，并反复地用力。在阵痛过程中，最好反复地用力呼吸 3 ~ 5 次。即使子宫口完全开启，也不一定马上就能分娩出胎儿，适当地用力，并把胎儿挤出体外才能诞生新生命。只有出现阵痛时，胎儿才能有效地下移到产道，因此出现阵痛后必须持续地用力。

在妊娠后期，除了用力呼吸方法外，其他呼吸方法每天都要练习 20 分钟。拉梅兹分娩法的科学依据是条件反射原理，因此要不断地提供能产生条件反射的条件，即勤奋练习才能成功缓解阵痛。

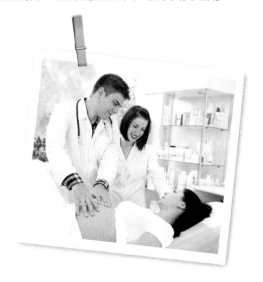

·水中分娩法

水中分娩是坐在水中分娩的方法。由于水本身有镇痛抑制的效果，能有效地缓解痛症。另外，丈夫参与水中分娩，有助于产妇情绪的稳定。胎儿受到的光线和声音刺激较少，因此环境变化带来的冲击较小。

1 进行水中分娩的标准

能进行水中分娩的孕妇：最近没有阴道、尿道、皮肤感染的孕妇，孕妇和胎儿的状态良好，分娩时能持续观察孕妇和胎儿的状态，孕妇能积极地协助分娩。

不能进行水中分娩的孕妇：可能出现难产，胎儿在孕妇腹中排便，使用镇痛剂的时间不超过 2 小时，羊膜破水后经过一定时间，胎儿明显大于骨盆，肝炎患者或妊娠中毒症患者，使用子宫收缩促进剂。

2 做好分娩准备

如果全面开始阵痛，孕妇就在具有完美的水中分娩系统的浴池内，以舒适的姿势交替地阵痛和休息。在进入浴池之前，应该彻底地排便排尿，然后清洗身体。

3 接受丈夫的帮助

在浴池内盛满消毒的温水进行分娩，分娩时，浴池内的水温应保持35℃~37℃。为了防止脱水现象，必须经常喝水。在水中分娩中，不进行会阴部切剖手术，也不注射阵痛促进剂。在分娩过程中，丈夫应该帮助孕妇用力。

4 保护胎儿的视觉和听觉

为了保护胎儿的听觉，分娩室内必须保持肃静。如果胎儿的头部离开产道，就应该降低分娩室内的照明，这样就能保护胎儿的视觉。如果子宫口完全开启，而且婴儿离开了母体，医生就应该清除婴儿嘴里的异物。

5 由爸爸切断脐带

在水中分娩，不能马上切断脐带，应该等到脐带停止流血。一般情况下，5 分钟后切断脐带，这样就有助于婴儿的肺部呼吸。此时，应由爸爸切断婴儿的脐带，而且在水中排出胎盘。

6 给婴儿喂母乳

产妇抱着宝宝，给婴儿听妈妈的心跳声，然后给婴儿喂母乳。把婴儿放入37℃的温水中，直到婴儿睁开眼睛为止。这样有利于促进妈妈与新生儿之间的感情。

7 水中分娩的优点

①有利的分娩姿势：由于水的浮力作用，能抵消孕妇本身的体重，因此容易采取最理想的分娩姿势。

②能缩短阵痛及分娩时间：在水中分娩，利用水本身的阵痛抑制效果，能缓解阵痛，而且能缩短分娩时间。另外，水的温和感能减少孕妇对分娩的恐惧感和排斥感，而且能放松身体，并稳定情绪。

③能顺利地自然分娩：在水中，子宫入口能松弛两倍左右，而且可提高弹性，因此不切剖会阴部也能顺利地分娩。

④能提高妈妈与婴儿的亲密感：在分娩过程中，新生儿能感受到妈妈平静的情绪，因此能加强母体与新生儿之间的感情交流。不仅如此，在分娩后，妈妈因此可以马上给宝宝喂母乳。如果喂初乳，增加身体的接触，不仅能增进婴儿的健康，还能形成妈妈与婴儿的亲密感。

8 水中分娩的缺点

容易被感染：水中分娩的最大缺点是容易被感染。分娩时生成的分泌物或被污染的水，容易给产妇和婴儿带来致命的危险。如果羊水破水，或者温水被污染，就应该马上换干净的水。

费用昂贵：由于水中分娩需要有浴池、消毒设施、无菌系统、水质、温度管理等设施，因此费用比较昂贵。再者，水中分娩不受医疗保险制度的保护。所以，产妇应充分考虑分娩的费用及安全性，选择适合自己的最佳分娩方式。

很难监测胎儿的心跳情况：在水中分娩时，很难安装测量胎儿的心跳、孕妇的子宫收缩程度的仪器，无法持续监测孕妇或胎儿的状态，因此出现危险时很难诊断。

· 无痛分娩法

无痛分娩是指用各种方法使分娩时的疼痛减轻甚至使之消失。目前通常使用的分娩镇痛方法有两种：一种方法是药物性的，是应用麻醉药或镇痛药来达到镇痛效果，这种就是我们现在所说的无痛分娩；另一种方法是非药物性的，是通过产前训练、指导子宫收缩时的呼吸等来减轻产痛。

1 选择无痛分娩的人群

有些孕妇对分娩过于恐惧或耐受疼痛的能力弱，有时就会妨碍分娩的进行，这时就可以选择无痛分娩。当产妇身体紧张时可使通过胎盘的血流量减少，导致输送给胎儿的氧气不足，这时也需选择无痛分娩。另外，容易紧张的人、不会放松的人、初产是难产的人等都可以选择无痛分娩来使分娩顺利进行。

还有，合并有妊娠中毒症、高血压、心脏病、糖尿病等的产妇，过度的疼痛可能会使病情恶化，而麻醉药物有降压的作用，所以对有高血压方面疾病的孕妇格外有效。

不过，对于快要生产时胎位还没有纠正的孕妇、上次生产前行剖宫产术的孕妇、对局部麻醉过敏的孕妇，不适合采用无痛分娩方式。

2 无痛分娩的优缺点

无痛分娩可以减轻疼痛，减少产妇分娩时的恐惧和产后的疲惫，所以产妇可以在身心更加放松的状态下分娩。它让产妇在时间最长的第一产程得到休息，当宫口全开该用力时，因积攒了体力而有足够力量完成分娩。无痛分娩的过程是医生和产妇一起参与并共同制订计划的，有利于医生和产妇的沟通，还能够使医生及护理人员更多地关注产妇的变化，如果母体或胎儿一旦发生异常，就可以及早被发现而得到及时治疗。整个过程产妇一直处于清醒的状态，有条件的甚至能够下床走动，产妇可以比较舒适、清晰地感受新生命到来的喜悦。

无痛分娩一般采用的是硬膜外麻醉，这种麻醉总体来说是安全的。有极少数人可能会感觉腰疼、头疼或下肢感觉异常等，但发生率很低；而且短时间内就可以自然消失，并不会对身体造成太大的影响。

理论上来说，更严重的并发症的可能性是存在的，比方低血压等，但发生概率都非常低，而且医生一定会在孕妇选择无痛分娩的时候就开始采取有效的措施来预防。

在无痛分娩中，最常见的就是硬膜外麻醉下的分娩，于分娩的第一产程进行。

在注射硬脊膜外麻醉之前，于产妇头脑清醒的情况下，接受静脉注射液，以增加血液量并预防硬脊膜外注射可能引起的血压降低。接着麻醉医生会要求产妇坐起来或侧躺着，

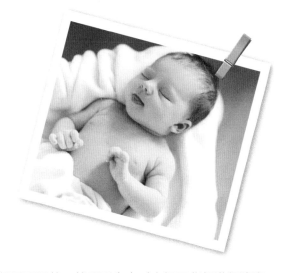

并且将膝弯曲接近胸部以使下背部呈圆弧状，然后医生会对产妇下背部进行消毒。接着，在产妇下背部大约腰部的高度，皮下注射局部麻醉药，这时产妇会感到轻微刺痛。

当注射区周围充分麻醉之后，医生就在硬脊膜外腔用一根勺状穿刺针头穿刺，接上注有少量测试剂的针筒，继续进针至一定的深度。一旦针筒插好，医生就经由此针头，会把一根非常精细且柔软的塑料导管穿过针筒直接进入硬脊膜外腔，然后再将针筒移开，让弹性较好的导管留在原位。

然后，医生会在脊椎的硬膜外腔注射麻醉药，分次注入产妇体内，阻断产妇腰部以下的痛觉神经传导，很大程度上减轻产痛。几分钟之后，产妇可以活动正常，然后宫缩的疼痛就会逐渐消退。因为感觉不到排空膀胱的压力，所以医生会插一根导尿管帮产妇排除尿液，轻松愉悦地度过分娩过程。一般来说这个过程约需 10 分钟来完成，药物注射至硬膜外腔也需要 10 ~ 15 分钟让药物发生作用。接着采用持续性滴注的方式至生产完成，婴儿娩出，母子均安。一切稳定后再移除导管。

分娩时可能遇到的问题

　　顺利产下婴儿是所有孕妇的共同心愿，但有时候事与愿违，在分娩前和分娩过程中，因意外情况导致难产。因此，在这里介绍分娩时可能遇到的问题及其解决措施。

· 早期破水

　　正常分娩时，应该是阵痛持续一定程度之后，羊膜才会破裂，羊水流出，产下婴儿。而有时分娩阵痛来临之前，羊膜就破裂，然后羊水流出，这在医学上称为早期破水。

　　发生早期破水的几率很高，在 5 名孕妇中就有 1 名可能发生早期破水。而且根据羊膜破裂的位置不同，感觉程度也不一样，甚至有时候根本感觉不出羊膜破裂。

　　发生早期破水以后，细菌会经由阴道侵入，很可能危害胎儿，所以应备加小心。为了防止细菌侵入，应禁止洗澡，发现早期破水以后，应立刻去医院。出现早期破水后，如果没有发生阵痛，需要实施诱导分娩，甚至需要进行剖宫产手术。

· 前置胎盘

　　分娩子宫口张开，如果这时出血严重，可以怀疑是前置胎盘。胎盘在正常情况下附着于子宫体部的上壁，若胎盘的位置过低，覆盖子宫颈内口的部分或全部，称前置胎盘。

　　如果是症状轻微的边缘性前置胎盘，那么也可以做自然分娩。若出血严重，做剖宫产比较安全，因为子宫口完全覆盖，胎儿找不到出口，随着子宫口的张开出血会更严重。

· 胎盘的早期剥离

　　正常情况下，婴儿分娩后胎盘随之脱落。未等婴儿出生，胎盘就提前脱落的情形称为胎盘早期剥离，容易发生在怀孕后期，并伴随强烈的阵痛和出血。

　　如胎盘的一部分已经脱落，可采取剖宫产；如果胎盘已经完全脱落，则婴儿的处境就非常危险。特别是因怀孕高血压疾病，导致胎盘在分娩之前早期剥离时对孕妇及胎儿极度危险。因此，在怀孕时如果突然出现腹痛或出血症状时应当立刻去医院接受检查。

· 脐带缠绕胎儿

脐带的长度一般是 50 厘米左右，脐带有时会缠在婴儿的身上。在羊水中飘浮的胎儿，常会在旋转翻滚中玩脐带绕卷再解开的游戏。脐带绕颈并不是疾病，是很常见的现象，发生率约有 30%，就算有脐带绕颈的情形，也会因胎儿的某些动作、姿势就解绕。临床上常见自然生产的宝宝，在出生后才被发现脐带绕颈 1 ~ 2 圈。

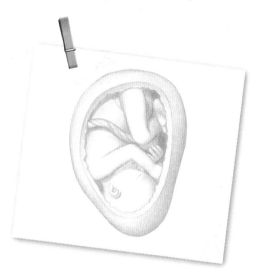

分娩中如果医生判断胎儿因为脐带绕颈而发生危险时，应采取钳子分娩或吸出分娩方式取出婴儿。若状态严重，可进行剖宫产手术。

· 产后出血

胎儿已经出生，胎盘也已产出，但子宫仍然出血的现象称为产后子宫出血。导致产后出血的主要原因是胎盘流出后，没有正常进行子宫收缩，致使子宫仍然出血。因巨大儿、多胎怀孕及羊水过多导致子宫壁松弛时，容易出现产后出血，有时大量流出，有时候持续且缓缓地流出。

出现产后出血症状，应立即注射子宫收缩剂或按摩子宫底，以提高子宫收缩力。病情严重时，应在输血的同时进行子宫切除术。

· 分娩的疼痛

不要害怕产痛

自然产不像剖宫产，能在预定时间内完成生产大事，一切顺其自然，无法事先得知，尤其是产痛，更令产妈妈忧心自身是否能够承受得住。毕竟不知多少有生产经验的过来人，回想那段生产历程，记忆最深刻的就是产痛。

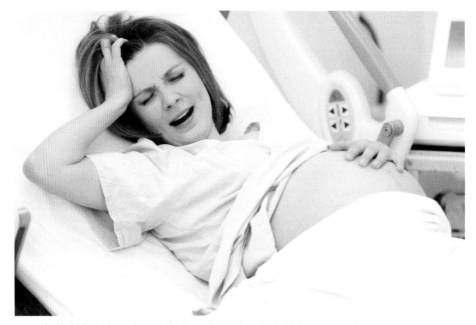

　　生产疼痛来自子宫肌肉组织不断收缩，宝宝从妈妈的子宫经产道出世，需要"跋涉"的路途看似不长，但每一次的前进都一定要借助子宫收缩，距离不知需要多少次的子宫收缩才能达标，不知要痛多久，痛到什么程度。好不容易子宫颈从闭合到扩张 10 厘米，虽然开启了大门，但宝宝仍未现身。但能确定的是，虽然每一次的收缩总让妈妈感到不适，但也意味着宝宝与妈妈见面的时间又拉近了一些。分娩的疼痛是自然生产妈妈必经的历程，妈妈们在产前不要过于担心或忧虑，焦虑的心情反而会使得临产时的疼痛感加剧，不如放松心情，期待宝宝的出生。

　　正向看待产痛

　　疼痛是主观的感受，每个人对于疼痛的感受度不同，同样是子宫收缩，临床上观察到的感受不一：有人觉得腰酸，有人觉得腹股沟两侧被拉扯，有人觉得跟生理期的下腹闷痛感差不多，有人则觉得充满便意感，甚至有人以撕裂感形容疼痛的感受。

　　当然，刚开始可能都还能忍受，但随着产程进展，不适感会愈来愈强烈，一旦子宫颈全开，胎头下降会更有便意感。很多孕妈妈被预期疼痛的心理困扰，担心自己是否有足够的体力撑过，可是个性不同，抱持的态度也大不相同。产痛的经验与感受对妇女健康、母婴关系有深远影响，可能因此影响母职任务的发展。

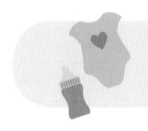

分娩进行时

自然分娩是最佳的生产方式

自然分娩是一种自然的生理现象，指在有安全保障的前提下，通常不加任何人工干预手段，让胎儿经阴道娩出的分娩方式。

·多数人选择自然分娩

自然分娩是最理想、对母婴健康最安全的分娩方式，孕妇在决定自然分娩时，应先了解何时预产及生产的全过程。

分娩时，胎儿会根据产妇骨盆的形态大小，被动地进行一系列适应性转动。自然分娩时，胎儿头的枕骨一般位于产妇骨盆前方，叫作枕前位。胎头进入骨盆时，呈半俯屈状态，胎头的前后径与母体骨盆的横径或斜径一致。产妇的规律性收缩推动胎儿下降，等到达骨盆中部，胎头的前后径转成和母体骨盆前后径一致，即枕部转到母体的耻骨下方，胎儿的头部更加俯屈，下颌会接触到胸部。在骨盆出口时，胎儿头伸转出骨盆外，此时在阴道口可以看见，胎儿头转向一侧，面朝产妇侧方，先娩出前肩、后肩，然后整个胎儿随之娩出。胎儿娩出后，医生会协助产妇娩出胎盘，轻拉脐带的同时，轻压子宫底，以使胎盘完整娩出。胎盘娩出后，医生会检查产妇阴道有无裂伤，对伤者施行缝合手术。

没有疼痛就没有生育，这犹如真理般的定数却让很多女人望而生畏。不过每个准妈妈分娩的过程也是因人而异的，身体和精神状况都会对产痛的剧烈程度和长短产生影响。

·自然分娩对妈妈的好处

促进产后乳汁的分泌

自然分娩时的分娩阵痛会刺激怀孕妈妈的垂体分泌一种叫催产素的激素，这种激素不但能促进产程的进展，还可以促进妈妈产后乳汁的分泌，甚至在增进母子感情中也起到一定的作用。

产后恢复快

自然分娩出血少，住院时间短，并发症少。分娩阵痛也使子宫下段变薄、上段变厚，宫口扩张，产后子宫收缩力会更强，有利于恶露的排出，也有利于子宫复原。

· 自然分娩对宝宝的好处

在自然分娩产程中，随着子宫有节律的收缩、产道的挤压，胎儿的胸廓受到节律性的收缩，呼吸道内的液体大部分排出，因此出生后的婴儿肺泡弹力足，容易扩张，有利于宝宝出生后很快建立自主呼吸。此外，自然分娩的宝宝在经产道时会随着吞咽动作吸收附着在妈妈产道的正常细菌，让他们很快有了正常菌群，对宝宝免疫系统发育非常重要，让宝宝拥有较好的免疫功能。

· 自然分娩的缺点

自然分娩是一种妇产科医师所推崇的安全健康生产方式，虽然现今剖宫生产手术及麻醉技术已经非常先进，但与自然生产比较，母亲死亡率、产后伤口感染及出血都较高，复原期也较长。因此大部分妇产科医师仍将剖宫生产运用在自然生产发生困难时，为确保母子均安所采取的权宜措施。但是自然分娩也不是十全十美的，仍旧存在着一定的缺点与危险性，其缺点如下：

1	产程较长，会有持久阵痛。
2	可能会毫无征兆地发生羊水栓塞。
3	胎儿在子宫内可能会发生意外，如脐绕颈、打结或脱垂等现象。
4	会发生急产（产程不到 3 小时），尤其是经产妇及子宫颈松弛的患者。
5	如果羊水中产生胎便，会导致新生儿胎便吸入综合征，要特别注意。
6	如果胎儿过重，易造成肩难产，导致新生儿锁骨骨折或者臂神经丛损伤。

7	如果胎儿难产或母体精力耗尽，需用产钳或真空吸引，协助生产时会引起胎儿头部血肿。
8	自然分娩会伤害到会阴组织，容易造成感染或外阴血肿等情况。
9	会导致阴道松弛、子宫膀胱脱垂后遗症。
10	产后可能会因子宫收缩不好而出血，若产后出血无法控制，需紧急剖宫产处理，严重者需切除子宫，甚至危及生命。

· 自然分娩是否顺利的要素

自然分娩，即顺产，是最有益于怀孕妈妈和宝宝的分娩方式，但并非所有的怀孕妈妈都能选择自然分娩。一般情况下，这种分娩方式只有在具备下列条件时才能顺利完成。

1 产力：自然分娩的力量来源

产力即将胎儿推挤出产道的力量，包括产妇的子宫收缩力、腹肌和肛提肌的收缩力以及膈肌的收缩力，其中子宫的收缩力是主要的产力。只有经过充分时间的宫缩，才能迫使宫口扩张全开，以利于胎儿的下降及顺利娩出。

2 产道：胎宝宝顺利娩出的前提

产道即分娩胎儿的通道，是一个形态不规则的椭圆形弯曲轨道，分为骨产道和软产道。骨产道是指产妇的骨盆，骨盆的大小、形态直接影响到分娩；软产道是指产妇的宫颈、阴道及外阴，如果宫颈开口全、阴道没阻力，胎儿就能顺利通过，正常娩出。

3 胎儿：顺产的重要因素

胎儿的大小、有无畸形及胎位是否正常，直接与分娩是否顺利有关。

4 精神因素：影响顺产成功的关键

产妇的精神状态对是否能顺利分娩有着非常重要的影响。在分娩过程中，怀孕妈妈该正视宫缩带来的不适和疼痛，战胜对分娩的恐惧，对自己和宝宝有信心。

· 可以自然分娩的标准

胎儿情况正常

1	在整个孕期中，胎儿的体重没有过重或过轻，即以孕期孕妇的体重增加量在 12.5 ~ 15 千克范围内为标准。
2	胎位正常，胎儿的头部最靠近子宫出口，而且胎儿的头部俯往胸前，这样的姿势能让胎儿较快且顺利地通过产道生出来。
3	在临产时，胎儿在宫内应保证能获得充足的氧气，这样可使孕妇有充足的时间进行自然分娩。
4	胎儿脐带缠绕情况正常，即脐带缠绕胎儿周数较少，缠绕较松，胎儿活动自在，这样便不会发生临床症状，可以进行自然分娩。

孕妇情况正常

1	孕妇身体健康，没有心脏病、高血压、慢性肾炎等疾病，可以承受自然分娩时的痛苦和压力。
2	孕妇盆骨够宽，盆骨呈桶状，宽而浅，骨质薄，内径大，胎儿容易通过。一般来说，骨盆直径 10 厘米左右的一般就能顺产，但最好进一步确认胎儿的大小是否与盆骨的大小相称，之后再确定能否采用自然分娩。
3	产妇的年龄最好在 24 ~ 28 岁之间，因为这个时期的孕妇身体各组织发育成熟，盆骨已经定型而不僵硬，容易扩大、伸张，子宫的收缩能力也比较强，通常都可以进行自然分娩。
4	临产时，产妇应保持情绪稳定，对自然分娩有利；相反，如果产妇的情绪过于紧张，很可能会导致自然分娩更加困难，甚至不得不进行剖宫产。

自然分娩的过程

每个即将临盆的孕妇都会对分娩产生恐惧感，但如果提前了解关于分娩的知识并做好心理准备，那么恐惧感会减轻很多。下面让我们来了解从开始阵痛到胎盘产出的全部过程。

· 分娩第 1 期——开口期

1. 产道变软	胎儿生活在被强韧的肌肉所包围的子宫腔里，当阵痛开始后子宫腔里的婴儿通过子宫颈，滑出子宫口，然后通过阴道降生。在怀孕期间子宫口一直紧闭着，开始分娩时，子宫颈慢慢地变软，使婴儿可以顺利通过。子宫口开始缓缓地张开，这时的羊水和黏液有润滑的作用，帮助婴儿顺利地通过产道。
2. 子宫开始缓缓收缩	子宫由强韧的肌肉组成，足以支撑体重约 3 千克的婴儿。分娩第一期时肌肉开始收缩，子宫收缩不受母体控制。分娩开始后，子宫自动开始收缩，加大子宫内的压力，挤压子宫口，使子宫颈扩大，迫使胎儿往下滑。
3. 子宫口张开 10 厘米左右	阵痛开始，子宫口开始张开，但速度很慢。最初开到 1 厘米左右，接着会停止一段时间，然后再以每次 2～3 厘米的速度缓缓张开，最后开到能使婴儿身体中最大的部分——头部通过的 10 厘米。此时阵痛间隔达到每 5 分钟 1 次，每次持续 30 秒左右。

· 分娩第 1 期的处理措施

1 住院后简单问诊

住院后，首先接受医生的诊查，主治医生会向产妇询问阵痛开始的时间、阵痛间隔、目前的状况和有无异常。

2 妇科检查

问诊结束后，医生会做妇科检查，判断子宫口张开的情况、产道的柔软度、有无破水、分娩到何种程度。医生将在分娩之前周期性地进行内诊，检查分娩情况。

3 设置胎儿监视装置

产妇躺在待产室以后，在其腹部上方会安设胎儿监视装置，用以检查阵痛的强度和间隔以及胎儿的状况。利用胎儿监视装置，可以检查出肉眼监测不到的胎儿健康情况，发生问题时便于迅速采取必要的措施。

4 灌肠

阵痛间隔为 10 分钟以内时，开始对孕妇进行灌肠。如果肠内附有粪便会影响分娩过程，孕妇在分娩过程中排便，也会让人尴尬且影响情绪。此外，胎儿出生时如果沾染粪便，也极易引起细菌感染。

5 根据情况使用阵痛促进剂

在因阵痛微弱而无法顺产分娩时，为促使产妇顺利分娩，医生将会注射阵痛促进剂。极少数情况下，还会进行静脉注射。之所以要确保静脉血管，是为了在产妇发生大出血时，迅速给产妇输血或输入止血液。

·分娩第 1 期产妇该做的事

1. 解除身体紧张	阵痛开始时，产妇应在待产室等待，忍受阵痛的痛苦，直到子宫口完全打开，这也是分娩过程中最紧张的历程。孕妇要消除可能出现的身体紧张，这时应采取拉梅兹呼吸法和辛氏体位以放松身体。
2. 不要预先用力	子宫口张开以后，胎儿的下颌将缓慢地向身体聚拢，同时胎儿向一侧扭转身体，从骨盆入口开始下滑到骨盆内部。如果这时产妇腹部用力，会导致胎儿的位置发生偏离而无法进入骨盆口。即使胎儿旋转顺利，产妇也不得用力。
3. 进行腹式呼吸和按摩	当阵痛间隔缩短、持续时间变长时，采取先用力吸气使腹部鼓起然后再呼气的腹式呼吸方式。如果只用腹式呼吸难以纾解疼痛，还应配合呼吸进行按摩，这会减轻疼痛。如果家人在身旁，最好由家人帮助按摩。
4. 心情放松才能缩短产程	要注意尽可能放松心情，因为精神紧张时，会大大增加氧气的消耗，从而使胎儿的供氧受到影响，甚至会造成胎儿宫内窘迫。特别提醒，紧张的情况下，产妇对疼痛也会更加敏感。

· 分娩第 2 期——产出期

1 羊水破裂

　　子宫口开始张开时，羊水破裂，血液和黏液混合而成的分泌物增多，此时会感觉有股温暖的液体从阴道流出。阵痛时会产生欲排便的感觉。进入分娩第 2 期，身体将会不由自主地向下腹部用力。

2 阵痛每隔 1～2 分钟来临

　　进入分娩第 2 期，阵痛间隔一般为 1～2 分钟，每次持续 60～90 秒。此时如何有效地用力，对能否顺利产下胎儿至关重要。阵痛时，应当根据医生或护士的口令呼吸和用力。如果阵痛时用力，可从会阴部看到胎儿的头部，阵痛纾解时则看不到胎儿的头部。

3 胎儿出生

　　分娩第 2 期的阵痛愈来愈强。这时产妇体力消耗极大，很容易陷入昏迷，所以应努力让自己保持清醒。此外，分娩时不能向脸部用力，否则容易造成脸部毛细血管破裂或感到晕眩。产妇会感觉到胎儿从自己的腹部滑出。胎儿头部产出后，不应继续向腹部用力，而应短促地呼吸，使胎儿自然产出。进入分娩第 2 期，如果 1～2 个小时内胎儿仍未出生，需要进行产钳术或胎头吸引术，甚至是剖宫产。

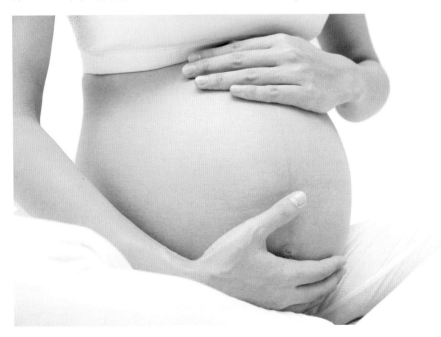

·分娩第 2 期的处理措施

1. 剃除阴毛	剃除阴毛主要是为了防止附着在阴毛和毛孔上的细菌在分娩时感染产妇和胎儿。
2. 引尿	膀胱中的尿液会阻碍胎儿产出，且因胎儿的头部压迫尿道，很有可能出现欲小便又无法小便的情况。因此，一般会在切开会阴前，先将软管插入尿道排出膀胱中的尿液。
3. 切开会阴部	分娩时，会阴部薄如纸张，容易被撕裂，特别是第一次分娩时，会阴部的伸缩性较差，大多情况下胎儿无法顺利娩出。因此，分娩时通常要切开会阴部。当能够看到胎儿的头部，且子宫持续收缩时，一般用剪刀切开会阴部。这个时候并不会施打麻醉药剂，生产当下的疼痛让产妇不会感觉到会阴部被剪开的疼痛，等到生产完之后，会再进行缝合。

·分娩第 2 期产妇该做的事

1 控制呼吸节奏及用力

在分娩第 2 期，如何有效地用力对能否顺利产下胎儿非常重要。感到阵痛时深呼吸，然后快速轻吸一口气，接着短促地呼气，然后停止呼吸用力。用力时向上翘起臀部，使肛门朝上，向臀部用力，不应向腹部用力。简单来说，可以想象排便时的情形，向肛门用力。需要注意的是，用力时不得张嘴出声，否则无法用力。

2 子宫收缩间歇期，放松身体

大部分孕妇是从子宫收缩开始知道即将要分娩的，阵痛开始是轻微的痛经和腰痛，最初感觉腹部紧绷，大腿内侧收缩，紧接着阵痛开始有规律性地反复出现，而且疼痛感也逐渐加强。若是初产妇，等到规则的收缩阵痛约 5 分钟 1 次，此时应放松身体。

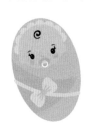
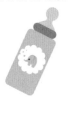

3 胎儿的头部完全娩出后，停止用力

经过 1 ~ 2 次宫缩，胎头将完全露出。在胎儿娩出的最后关头，产妇应短慢的呼吸，或者用口喘气，且不要使劲，主要是为了让会阴部有足够的时间慢慢伸展开，防止会阴撕裂。

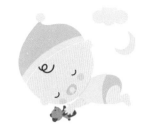

·分娩第 3 期——后产期

1 剪断连接胎儿和产妇的脐带

婴儿开始第一声啼哭时，产妇在喜悦的同时，会感到非常疲惫。不过，这时分娩还没有结束，剩下的工作就是处置脐带和胎盘。胎儿出生后，用医用钳（剪刀状的外科手术器具）剪断 10 个月里直连接胎儿和母体的生命线——脐带。

2 胎盘流出后，分娩结束

婴儿出生后约 10 分钟时，伴随着轻微的阵痛，产妇会感觉到子宫位置上移，这是因为胎盘开始从子宫脱落。产妇需要向腹部用力，医生按压产妇的腹部，胎盘将会滑落，胎盘和脐带流出后，分娩结束。

·分娩第 3 期的处理措施

1. 检查胎盘	胎盘不易流出时，注射子宫收缩剂或夹住脐带迅速取出。胎盘流出后，仔细检查胎盘和胎膜是否完整、子宫内有无残留、子宫颈管有无裂伤。
2. 缝合会阴切开部位	胎盘流出后，若无特殊情况，将缝合切开的会阴部。缝合需要 10 分钟左右，一般会进行局部麻醉，产妇几乎感觉不到疼痛。
3. 检查新生儿	婴儿出生后在产房立即进行处置，检查新生儿的呼吸、心跳、反应、黄疸、有无畸形等健康情况。然后，由护士帮婴儿洗澡并测量体重、头围及胸围。

·分娩第 3 期产妇该做的事

1 胎盘娩出时，轻轻用力

胎儿出生，这并不表示分娩已经完全结束。在认为一切疼痛都结束时，如果最后的阵痛突然来临，产妇容易因此而感到慌张。所以，不应放松，在胎盘流出之前都要保持紧张状态，并轻微用力使胎盘流出。

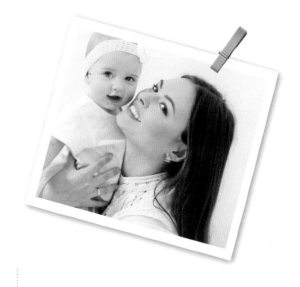

2 及早自行排尿

排尿顺畅与否会影响子宫的收缩程度。由于在自然生产过程中，胎头下降会压迫膀胱、尿道，使得膀胱麻痹及产后腹壁肌肉松弛，降低排尿的敏感度而排不出尿；而膀胱过度膨胀却会影响子宫收缩，甚至导致产后出血。如果未能在产后 6～8 小时内自行排尿的话，可能就得进行单次导尿了。

3 转往恢复室，稳定情绪

会阴部缝合结束并给产妇注射子宫收缩剂后，转往产房或恢复室待上约 2 小时以稳定情绪，这是为了预防松懈性出血或会阴血肿、检查子宫收缩情况和出血量。如果顺产，产妇的情绪往往容易兴奋，应该尽量保持心情平静。此时，确定无出血等异常情况后再转往病房。

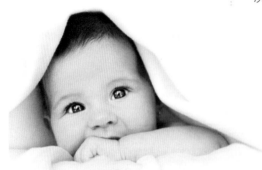

·需要协助分娩的情况

1 利用真空吸入器的分娩

是在自然分娩的情况下，胎儿出现异常时迅速取出胎儿的一种助产方式。利用由金属杯组成的真空吸入器，吸住胎儿的头部，然后小心翼翼地拉动胎儿。但是使用真空吸入器时，需要耐心和孕妇的协助。如果金属杯吸入头部20分钟以上，就容易损伤头皮。在分娩过程中必须准确测量血压，以免血压过高或过低。

2 利用钳子的分娩

在分娩第2期，如果胎儿心跳突然减慢，胎儿的生命受到威胁或产妇出现异常时，通常会使用产钳术。利用钳子分娩胎儿时，必须小心翼翼地插入钳子，然后慢慢地向上抬起头部。钳子进入柔和的阴道内后，为了避免钳子损伤会阴部，必须小心使用。

TIPS 与宝宝的第一次亲密接触

不管是自然产还是剖宫产，只要情况允许，生产后在产台上母婴最好立即接触，甚至可以开始哺喂母乳。此时哺喂的重点不在宝宝有无吸到乳汁，而是建立母婴之间的亲密感。如果婴儿在出生的第1个小时即有吸吮妈妈乳头的经验，未来哺喂母乳也较容易成功。

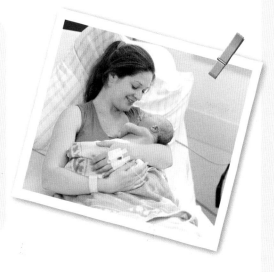

妈妈自然分娩时，爸爸应该做什么

对于分娩的女性来说，分娩时会非常紧张非常累，那么对于在看着自己的妻子在手术台上分娩的准爸爸来说，此刻应该做什么，很多人是不清楚的，其实这对准爸爸来说也是非常重要的。那么分娩时准爸爸应该做什么？

· 第一产程：帮助妈妈放松

爸爸要多陪伴妈妈，并多与她进行交流，还要适当帮妈妈按摩腰、背、腹等部位，帮助转移注意力，使妈妈尽量放松。

· 第二产程：鼓励妈妈活动

爸爸要密切关注妈妈身体的变化，指导妈妈配合宫缩屏气、用力。在宫缩间歇期，鼓励妈妈坚持活动，如站立、走动等；并随时满足妈妈的生理需要，如喝水、补充补能食品等。

· 第三产程：耐心等候，配合医生

妈妈正式分娩时爸爸通常无法守候在准妈妈身边，但一定要耐心等候，并积极配合医生。

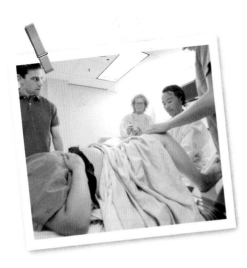

· 第四产程：照顾好婴儿

这时候胎儿已经娩出，而妈妈已经筋疲力尽，所以爸爸要协助妈妈进食、喝水、排尿，并与妈妈分享喜悦，尽早对新生儿做到早接触、早吸吮。待母婴关系建立后，爸爸要多照顾好婴儿，为妈妈争取足够时间好好休息。

在医院自然分娩时，应该如何与医生配合

· 分娩的第一产程的配合

第一产程是指从子宫出现规律性的收缩开始，直到子宫口完全张开为止。第一产程期间，常规的子宫收缩使宫颈扩张，先变短，然后全部消失，以让孩子通过。宫颈完全扩张的时候能够打开到10厘米宽。收缩过程是分娩最长的阶段，可能会花15～20个小时。但对于经产妇（有生产经历的妇女）来说，这一过程往往会快得多。

在这一阶段，孩子的头部或臀部会以旋转的动作向骨盆底挤压，此时，产妇会出现不同程度的疼痛，但是不能用力，也不能紧张，否则会使宫口肿胀、发紧、难以张开。这时医生会建议产妇尽量放松来度过这个令人不安的时刻。此时爸爸要协助妻子配合医生，做到以下几点：

1	思想放松，精神愉快
	做深慢、均匀的腹式呼吸能助产，即每次宫缩时深吸气，同时逐渐鼓高腹部，呼气时缓缓下降，可以减少痛苦。

2	注意休息，适当运动
	利用宫缩间隙休息、节省体力，切忌烦躁不安而消耗精力。如果胎膜未破，可以让产妇下床活动，因为适当的活动也能促进宫缩，有利于胎头下降。

3	采取最佳体位
	除非是医生认为有必要，否则不要采取特定的体位。只要能使产妇感觉减轻阵痛的，就是最佳体位。

4	乘机补充营养和水分
	尽量吃些高热量的食物，如粥、牛奶、鸡蛋等，多饮汤水，以保证有足够的精力来承担分娩重任。

5	勤排小便
	膨胀的膀胱有碍胎先露下降和子宫收缩。应在保证充分的水分摄入前提下，每2～4小时主动排尿1次。

· 分娩的第二产程的配合

第二产程是指从宫口开全到胎儿娩出的阶段。宫口开全，胎儿会随着宫缩逐渐下降，当胎先露部下降到骨盆底部压迫直肠时，产妇便不由自主地随着宫缩向下用力，胎儿从完全开大的子宫口娩出。

医护人员会根据情况，确定是否需要在会阴处切一个小口，以加速产子的过程，并降低撕破会阴的风险，又或者使用其他如真空抽吸的方法来助产。

在这一阶段中，产妇积极地用力排胎是十分重要的。宫口开全后，产妇要注意随着宫缩用力。当宫缩时，两手紧握床旁把手，先吸一口气憋住，接着向下用力。在子宫收缩间歇尽量放松，平静地深呼吸、放松，喝点水，准备下次用力。

当胎头即将娩出时，产妇要密切配合接生人员，不要再屏气向下用力，避免造成会阴严重裂伤。

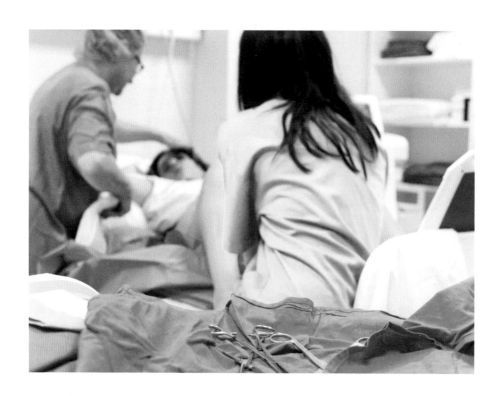

· 分娩的第三产程的配合

第三产程是指从胎儿娩出直至胎盘娩出的过程。准爸爸通常无法陪伴在妻子身边。这时胎儿产出，医生剪断脐带，接着孩子第一声的哭泣将空气吸入肺腔，哭泣咳嗽反射会排除那里的黏液。医生会对孩子第一次的呼吸、皮肤颜色、肌肉力量做仔细的记录。

胎儿生下后，胎盘及包绕胎儿的胎膜会和子宫分开，通常在 30 分钟内胎盘会随着子宫收缩而完整地排出体外。如胎儿娩出后 45 ~ 60 分钟，胎盘仍未娩出，则应听从医生的安排，由医生帮助娩出胎盘。

在第三产程时，产妇要保持情绪平稳。分娩结束后，产妇应卧床休息，进食半流质饮食补充消耗的能量。

这一阶段，产妇一般不会马上排便，如果感觉肛门坠胀，有排大便之感，要及时告诉医生，以排除软产道血肿的可能。如有头晕、眼花或胸闷等症状，也要及时告诉医生，以便及早发现异常并给予处理。

· 分娩的第四产程的配合

第四产程是指产后 1 ~ 2 小时内的阶段，是母亲身体生理再调适的开始。分娩时，血液丧失可达 500 毫升，随着血液丧失及子宫对血管压力的解除，血液会重新分布到静脉床。

此时爸爸要协助妻子，配合医生，让妈妈尽早对新生儿进行早接触、早吸吮。当母子亲密关系迅速建立后，立即安排妈妈休息。

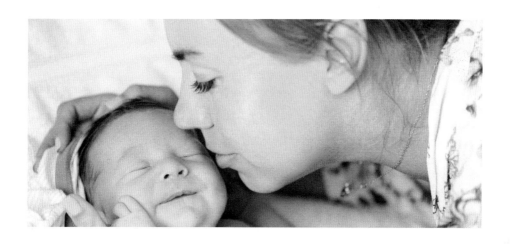

自然分娩时，如何才能减轻分娩的痛苦

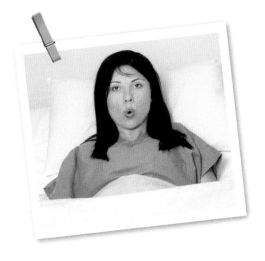

· 分娩时要合理利用体力的配合

秘诀就在于合理地利用体力。疲倦和紧张只能加重分娩中的痛苦，还会严重降低孕妇的控制能力。所以在分娩前，产妇应抓住所有可以休息的时间尽量放松自己，在分娩的过程中可尝试找一个令自己舒适的姿势，方便顺产。

一般可以缓解疼痛的姿势有几种：

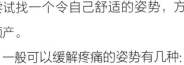

1 缓解疼痛的正确站姿

放松腿部、肩部和颈部。此时，必须挺直脊椎。紧张时，在站立状态下用力伸直双腿，然后肩部和颈部用力。如果根据紧张与放松的差异反复训练正确的呼吸方法，就能有效缓解分娩时的疼痛，使生产更加顺利。

2 缓解疼痛的正确坐姿

即使短时间休息，也应该挺直后背、放松肩部。如果倾斜后背，就容易导致腰痛。此外，孕妇如果以倾斜的姿势坐在椅子上面，还会加重身体负担。

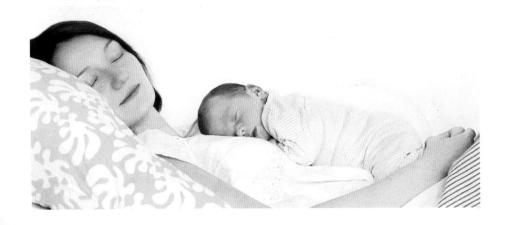

1 第一阶段呼吸方法

在分娩初期,如果子宫收缩频繁,而且收缩间隔特别长,或者收缩程度较弱,孕妇则需要采取第一阶段的呼吸方法。稍微张开嘴,然后通过嘴和鼻子呼吸(不能张大嘴只用嘴呼吸,也不能合嘴只用鼻子呼吸)。在吸气时,应该稍微加大力量,这样空气就能自然地进入肺部。孕妇最好利用腹部上方,即下肋骨周围有规律地、柔和地呼吸。

2 第二阶段呼吸方法

子宫的收缩逐渐强烈时,必须按照收缩节奏控制呼吸速度。随着收缩节奏的加快,应该适当加快呼吸速度,并逐渐摆脱第一阶段呼吸方法。如果子宫收缩消失,就应该慢慢地、深深地呼吸。第二阶段呼吸方法能帮助孕妇顺利地度过不同的收缩期。

3 第三阶段呼吸方法

第三阶段呼吸方法是强烈、短暂地呼吸。在这个阶段,子宫的收缩很强烈,收缩时间较长,而且非常痛苦,因此最好使用第三阶段呼吸方法。该呼吸方法是第二阶段呼吸方法的改进型,适当地提高了呼吸强度。首先轻轻地呼吸 2 次,然后快速、强烈地呼吸 2 次,这样空气就能柔和地进入肺部,使身体感到舒适。

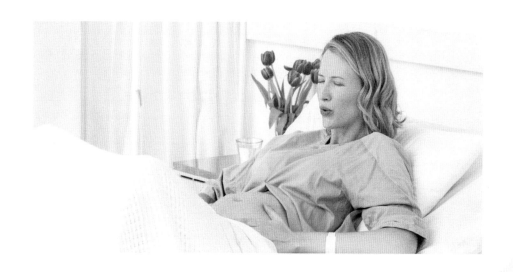

1. 指压后背脊骨	在后背出现子宫收缩感的情况下，如果用力按摩脊椎下部，就能缓解疼痛。实施这种方法时，必须用力按摩。如果使用指尖，效果会更好。按摩时，孕妇不能平躺，最好倾斜着侧躺下来，只有这样才能靠重力的作用把胎儿推到子宫颈管方向。当后背或腹部出现收缩感时，可以采用用力指压后背的方法。 如果开始阵痛，就应该用力按摩后背下方的天骨部位，即骨盆后的分界部位。用力按摩后背的同时，如果抚摸下腹部，会有助于减轻疼痛。如果子宫第一次收缩，就可以把一只手放在天骨部位，然后叠放另一只手，并靠墙而站，这样就能有效地缓解阵痛。
2. 如果阵痛强烈就轻轻抚摸腹部	在子宫收缩非常严重的情况下，这种方法非常有效。下面详细介绍两种按摩方法。 第一种方法是用一只手把下腹部分一半，然后沿着半圆抚摸；第二种方法是利用双手从下腹部开始按摩到臀部，然后在腹部外侧周围画两个圆圈，此时还可以向反方向按摩。这种办法使孕妇在平躺状态下能独自完成。当孕妇的子宫收缩时，丈夫可以帮孕妇持续按摩腹部。
3. 腿部按摩也有效	当子宫收缩出现在大腿附近时，把一只手放在膝盖内侧，然后沿着大腿内侧用力按压到臀部。把手移到膝盖上面，然后反复地按摩。这个时候，孕妇可能不太方便去做这样的按摩动作，爸爸要协助妈妈，并给予鼓励。
4. 腿部痉挛时应该刺激脚趾	在分娩第二期会出现腿部痉挛现象，在这种情况下，不要紧张，调整好呼吸，然后放松痉挛的肌肉。如果小腿部位痉挛，就应该向外侧伸直腿部；如果腿部前侧痉挛，就应该伸直腿部，并刺激脚趾。
5. 多听音乐	音乐可以缓解焦虑，有助于加速分娩的进程。分娩时最好听些平时进行放松或者训练时使用的曲子，那样会更容易放松身心。

自然分娩后，应该如何护理产妇

· 注意观察出血量，防治流血不止

1 注意产后 24 小时内的出血情况

　　产后出血是自然分娩后最需要关注的问题。产妇在分娩后 2 小时内最容易发生产后出血，凡是产后 2 小时出血 400 毫升、24 小时内出血 500 毫升，都可能被诊断为产后出血。产后出血过多可导致休克、弥漫性血管内凝血，严重时甚至引起死亡，所以产妇分娩后仍需要在产房内留心观察。

　　导致产后出血的原因很多，最常见的是子宫收缩乏力，而子宫收缩乏力多是由于产程过长、胎儿过大、新妈妈思想紧张以及产前休息不足所致。

　　因此最好的防治方法是妈妈要放松心情，缓解紧张，在分娩过程中认真听从医生的指导，尽量保持体力，并在阵痛间歇期适当进食，以补充体力。分娩后，产妇如果出血量较多或阴道排出组织，要及时告知医生，请医生诊治。

2 注意产后 24 小时后的出血量

　　正常分娩 24 小时后，阴道出血超过 400 毫升者，被称为晚期出血，是一种严重的病症。多见于产后 1 ~ 2 周，也有在 6 ~ 8 周后才发病的。表现为持续或间断，又或者急剧大量出血，如失血过多，还易导致严重贫血或失血性休克。

　　为预防这种情况出现，最好在孕期就让新妈妈多食用富含钙、铁的食物，并适当运动，防止胎儿过大。正常分娩后，家人要及时关注新妈妈的变化，一旦发现新妈妈流血过多，要马上送往医院救治。

　　产后出血一定要重视，不要擅自服用药物，也不可忽略不计或者拖后再医。一发现不明的出血迹象，要尽快就医查明原因。

- 会阴伤口的自我呵护

会阴位于尿道口、阴道口、肛门交汇的特殊位置，加上产后又有恶露通过，非常容易发生感染，使伤口难以愈合。因此，在正常分娩后，产妇要多加注意自我呵护。

1 保持会阴清洁
①每天用温开水冲洗两次。
②为防止伤口污染，每次便后要用消毒棉擦拭冲洗外阴，大便切忌由后往前擦，应该由前向后，并再次冲洗。
③注意勤换卫生护垫，避免浸透浸湿伤口。

2 注意防止会阴裂开
在发生便秘时，不可屏气用力扩张会阴部，可用开塞露或液体石蜡润滑肛部，尤其是拆线的头2～3天，要避免做下蹲、用力的动作。此外，最好不要让产妇在拆线的当天出院，因为伤口裂开多发生在拆线当天，回家后反而给处理带来不便。

3 避免伤口发生红肿
在产后最初几天，产妇宜采用右侧卧位，促使伤口内的积血流出，以免内积形成血肿。如果伤口出现疼痛，而且不断加剧，要及时与医生联系，尽快处理。

4 注意饮食
在产后一周内，最好食用少渣、半流质的食物，如牛奶、藕粉、蛋汤、稀粥等，以防形成硬便难以排出，影响伤口愈合。此外，产后一周尽量不要吃辛辣及刺激性食物，伤口未愈前少吃鱼类，因为鱼肉中含有有机酸物质，可抑制血小板凝聚，不利于伤口愈合。

产后护理会阴，最好使用专用的卫生巾，不要使用一般的卫生巾，因为一般的卫生巾杂质多，容易造成摩擦，会损害会阴。

· 注意定时测量体温

产后一定要养成定时测体温的习惯。若产后发热，不可大意，此时发热最常见的原因是产褥感染。此时如果不及时治疗，可能会转为慢性盆腔炎，毒性大的细菌还可引起对人体危险很大的腹膜炎或败血症。因此产妇要注意观察自己的体温，如有发热，要联系医生，找出原因，及时处理。

· 注意洗澡、洗头

一般情况下，身体健康的产妇在产后一周就可洗澡、洗头，但必须坚持擦浴，不能洗盆浴，以免洗澡用过的脏水灌入生殖道而引起感染。正常的情况，在保证室内温度适宜的情况下，在产后 6 天就可以洗淋浴。

产妇坐月子期间洗头、梳头，应注意：

①产后应注意保持皮肤和会阴的清洁，使用弱酸性的沐浴用品清洁外阴。在坐月子期间，洗头、洗澡完毕后最好赶快擦干，以免着凉，衣物应宽松柔软，并注意保暖。

②洗头时的水温要适宜，不要过凉，最好保持在 37℃左右。

③洗头时可用指腹按摩头皮。

④洗完头后及时把头发擦干，或用吹风机吹干，用干毛巾包一下，避免受冷气吹袭或湿头发挥发水时带走大量的热量，受冷刺激后骤然收缩，引起头痛。

· 多喝水，适当活动

为使身体早日复原，顺产的产妇在产后 8 ~ 12 小时内就应在室内行走。

下地后最好多喝水，以补充丢失的体液。下地活动有助于产妇身心恢复，减轻疲劳，还可预防子宫后倾、感染，有利于子宫的恢复和恶露的排出，减少便秘，并能促进盆底肌肉及筋膜、韧带的功能恢复。但应注意不要着凉，要量力而为，开始每天出屋 1 ~ 2 次，每次不超过半小时，以后再逐渐增多。

产妇在产后 8 周后即可逐渐恢复正常工作，并可尝试做轻缓的体操，以恢复形体。

· 忌一满月就恢复性生活

子宫一般要到产后6周才恢复到妊娠以前的大小，而胎盘附着处的子宫内膜在正常情况下需要6～8周才能完全恢复。因此产妇不宜一满月就恢复性生活，可能会影响产妇的身体健康。

如果产妇分娩时有会阴部分的损伤，或曾实施会阴侧切术，4周内是不能完全愈合的，此时恢复性生活可能会引起阴道口的疼痛或破裂。因此，产后至少要42天后才能恢复正常性生活，且一般要经过检查，确认产妇已恢复健康后方能同房，且要注意避孕，动作要轻柔，切忌粗暴。

产后每个人的恢复情况不同，丈夫最好陪同妻子在产后42天左右到医院检查，听从医生的建议，再决定是否恢复性生活。

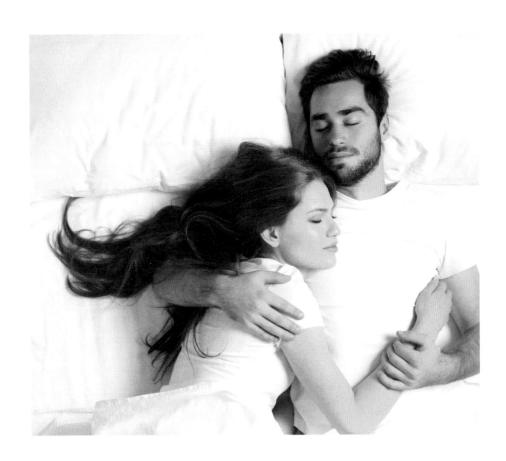

剖宫产手术的必要性

并不是所有的孕妇都能顺利地进行自然分娩，为了产妇和胎儿的安全，有时候必须进行剖宫产手术。下面让我们来一起了解一下剖宫产手术的过程。

· 胎儿情况欠佳

1. 胎儿过大时	如果胎儿过大而无法通过产道时，需要进行剖宫产。医生在量完胎儿的头围和体重以后，如果认为难以自然分娩，会建议进行剖宫产手术。
2. 胎儿的腿先产出	如果在生产时，胎儿的腿部或身体先产出，肩膀和头部最后产出，胎儿的头部和颈部容易受伤，并且会造成胎儿呼吸困难甚至窒息，此时就会改以剖宫产手术来取出胎儿。此外，若是临近预产期的产检，仍胎位不正，此时医生也会建议产妇改施行剖宫产手术，以确保妈妈和宝宝的平安生产。
3. 脐带缠着胎儿	如果脐带缠着胎儿，有可能脐带先于胎儿的头部滑落至阴道口或压迫胎儿，导致对胎儿的供血通路被切断，而威胁胎儿的生命。遇到这种紧急状况时，就一定要实施剖宫产手术。
4. 胎盘早期剥离或胎盘前置	如果分娩之前胎盘剥离，母体就无法供应胎儿养分和氧气，且因胎盘堵塞产道，无法自然分娩。此时应当即刻进行剖宫产。

· 孕妇情况欠佳

1	产妇过期妊娠或胎膜早破，而且不具备阴道引产的条件或引产失败时，需要进行剖宫产手术。
2	产妇盆骨狭窄、头盆不称或横位时，需要进行剖宫产手术。
3	由于各种原因导致产妇胎盘功能严重退化时，需要进行剖宫产手术。
4	产妇羊水过少，短时间内不能结束分娩，需要进行剖宫产手术。

剖宫产对产妇的影响

• 剖宫产对产妇的好处

1	剖宫产的产程较短，而且胎儿娩出不需要经过骨盆。当胎儿属于巨大儿，或产妇宫内缺氧、骨盆狭窄时，剖宫产对产妇的好处较大。
2	施行选择性剖宫产，在宫缩还没有开始前就实施剖宫产手术，可以让产妇免受阵痛之苦。
3	如果不能进行自然分娩，施行剖宫产可以挽救产妇和婴儿的生命，而且剖宫产的手术指征明确，麻醉和手术一般都比较顺利。
4	对产妇做结扎手术比较方便。
5	产妇腹腔患有其他疾病时，可以在剖宫产时一起处理，如合并卵巢肿瘤或浆膜下子宫肌瘤等，都可以同时切除。
6	对于子宫患有其他疾病不能保留时，比如不全子宫破裂、严重感染，多发性子宫肌瘤等，剖宫产是最好的选择，因为在结束产妇分娩的同时，也可能同时切除子宫。

• 剖宫产对产妇的坏处

1	剖宫产对产妇身体有创伤。
2	产妇术后有可能出现腹胀、发热、伤口疼痛、腹壁切口愈合不良甚至裂开、血栓性静脉炎、产后子宫弛缓性出血等现象。
3	剖宫产手术时可能会出现大出血，损伤腹内其他器官，术后也有可能发生泌尿、心血管、呼吸等系统的合并症。
4	剖宫产需要进行麻醉，存在一定的风险。手术过程会损伤神经，造成术后长期隐痛，还可能损伤产妇的膀胱、输尿管和肠道。

剖宫产对宝宝的影响

· 剖宫产对宝宝的好处

1 剖宫产术安全性较高，可以减少并发病和合并症对婴儿的影响。

2 剖宫产的小孩不受挤压，不会有脑部缺血、损伤等情况的发生。

· 剖宫产对宝宝的坏处

1 胎儿在母体产道的正常生产过程，同时也是第一次大脑和身体相互协调的抚触机会，而剖宫产使孩子失去最先感觉统合锻炼的机会，因此剖宫产的孩子缺乏分娩过程中的应激反应，更易患小儿多动症和小脑不平衡综合征。

2 剖宫产宝宝免疫力更低，与自然分娩相比，剖宫产新生儿的免疫力及抗感染能力相对较差。

3 剖宫产宝宝情绪更敏感，由于缺少被挤压的经历，没有早期大脑和皮肤的压力触觉感受，不容易适应外界的环境骤变，还容易发生新生儿窒息、吸入性肺炎及剖宫产儿综合失调征，出现包括紫绀、呕吐、呼吸困难等诸多生理疾病以及行为问题。

4 麻醉药物会直接抑制胎儿的呼吸、循环中枢，或通过抑制母体呼吸循环而间接对胎儿产生影响，严重时可能危及宝宝的生命。

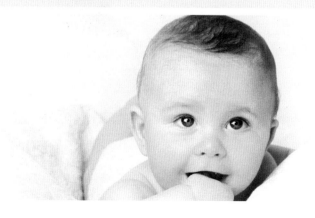

妈妈进行剖宫产分娩，爸爸应该做什么

· 术前爸爸的任务

1 做好妻子的清洁工作
在术前一天，提醒并帮助妈妈做好自身清洁的准备，毕竟手术之后，妈妈在一段时间内不宜洗澡。

2 训练妻子的排尿习惯
为了防止手术后发生尿潴留，在手术前，最好训练妈妈在床上排尿的习惯，同时提前让爸爸做好照顾妈妈的心理准备。

3 改善妈妈睡眠状况
妈妈在手术前夜要保证充足的睡眠，爸爸要想办法让妈妈有个舒服的环境以及心境，必要时可以遵医嘱为妈妈准备些镇静剂。

· 术中爸爸的任务

妻子进入病房后，要守候在病房外，配合医生，积极应对随时发生的事情。

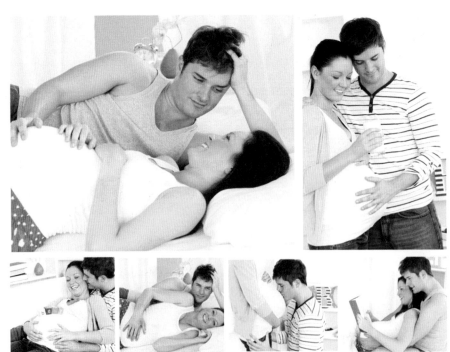

剖宫产手术的过程

·**手术准备**

在分娩之前已决定进行剖宫产时，应在住院后接受血液检查、尿检、肝功能检查、胸部X光透视以及心电图等必要的检查，并从手术前8小时开始禁食。

·**对腹部进行消毒、麻醉**

进入手术室后，为防止手术时被细菌感染，需剃除阴毛和腹部的毛以进行消毒。剖宫产后1～2天内孕妇不能正常活动，因此在手术前置入尿导管，然后对孕妇进行麻醉。

·**切开腹部和子宫壁**

首先在腹部（耻骨上方3厘米处）切开10～12厘米大小的切口。为了减少疤痕，通常横切，即切开腹壁后，横切子宫壁。

·**取出胎儿**

将两个手指插入切开部位，剥开子宫下部组织。医生用手确认胎儿的头部以后，抓住胎儿的头部，轻轻拉出。此时，从旁边吸出子宫内的羊水，并对胎儿进行应急处理。胎儿的头部首先产出，然后是肩部，接着整个身体产出。胎儿完全产出以后，剪断脐带，使用吸管吸出胎儿的口腔及呼吸道中残留的异物。

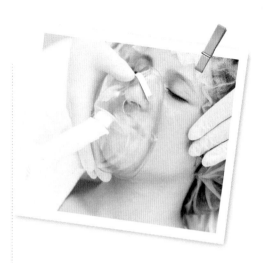

·**取出胎盘**

胎儿完全产出后，将胎盘、胎膜从子宫壁剥离后取出，然后检查子宫颈内是否留存着胎盘和胎膜的残留物。若无异常，开始缝合腹部的切口。

·**缝合手术部位**

缝合手术部位分为几个阶段，即从缝合子宫颈到腹壁等7～8个阶段。首先缝合子宫颈，然后将子宫放回原位，整理皮下脂肪，接着一层一层认真缝合。缝合时应当使用不需拆线的可吸收缝线。最后缝合外部皮肤，此时通常采用不被皮肤表面所吸收，而是可以拆线的不可吸收缝线。

剖宫产分娩后需注意的事项

· 产后注意排尿

　　进行剖宫产时，为了手术方便，通常在术前要放置导尿管。而在术后 24 ~ 48 小时，麻醉药物的影响会消失，膀胱肌肉能恢复排尿功能，这时可以拔掉导尿管，拔掉后就要努力自行解尿，以免尿管保留时间过长而引起尿路细菌感染。但这个时候，剖宫产妇行动不便，亲朋尤其是丈夫要积极协助。

· 少用止痛药物

　　剖宫产术后麻醉药的作用逐渐消失，一般在术后数小时，伤口便开始剧烈疼痛。为了能够让产妇更好休息，可请医生在手术当天或当夜给用一些止痛药物。适量服用止痛药后，最好不要再使用药物止痛，以免影响肠蠕动功

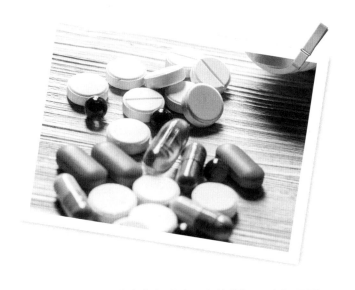

能的恢复。一般来讲，伤口的疼痛在 3 天后才会自行消失。在这期间，产妇承受较大的痛楚，丈夫以及亲人要多加安慰，努力让产妇减轻痛苦。

· 术后多翻身

　　剖宫产使用的麻醉药物可抑制肠蠕动，引起不同程度的肠胀气，因而产后容易发生腹胀。而产后多做翻身动作，可以促进麻痹的肠肌蠕动功能及早恢复，使肠道内的气体尽快排出。但是剖宫产后产妇身体比较虚弱，而且要承受麻醉药效

过后的痛楚，所以丈夫要帮助产妇，小心翻身。而术后 12 小时，还可泡一些番泻叶水给产妇喝，以减轻腹胀。

· 卧床宜取半卧位

　　剖宫产术后的产妇身体恢复较慢，不像自然分娩者在产后 24 小时后就可起床活动。因此，剖宫产者的恶露不易排出，需要采取半卧位，并配合多翻身，才能促使恶露排出，避免恶露淤积在子宫腔内，引起感染而影响子宫复位，也利于子宫切口的愈合。因此，丈夫要多多协助产妇完成这些动作。

· 尽力早下床活动

　　剖宫产后，只要体力允许，就要尽量早下床活动，并逐渐增加活动量。这样可以增加肠蠕动的功能，促进子宫复位，而且还可避免发生肠粘连、血栓性静脉炎。

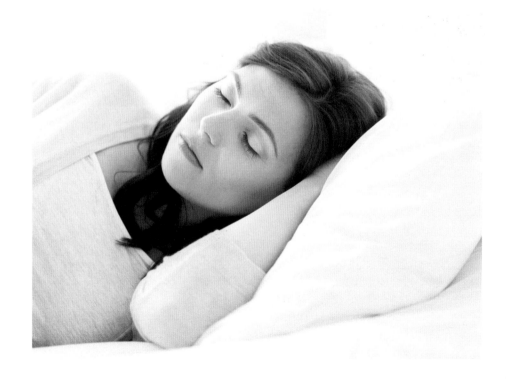

• 做好全身清洁工作

在剖宫产手术后 2 周内，要避免腹部切口沾湿，这时的全身清洁宜采用擦浴。2 周后可以淋浴，但在恶露未排干净之前一定要禁止盆浴，每天冲洗外阴 1 ~ 2 次，注意不要让脏水进入阴道，如果伤口发生红、肿、热、痛，要及时就医，以免伤口感染迁延不愈。

• 禁止房事

剖宫产术后 100 天，要经过医生检查伤口愈合情况良好，才可以恢复性生活，不然，有疤痕的子宫容易在做刮宫术时而发生穿孔，甚至破裂。所以，做剖宫产手术后 100 天内要禁止房事，而且 100 天后也一定要慎重，务必做好避孕措施，以免造成不可挽回的后果。

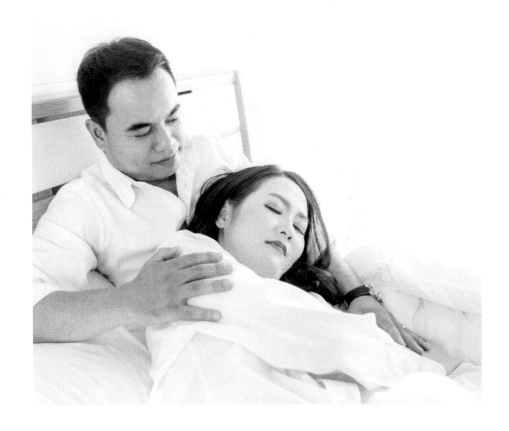

关于剖宫产的错误观念

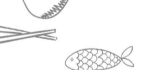

通常，在怀孕妈妈进入第37～42周预产期时，医生都会劝怀孕妈妈选择自然产，但是实际到了临产的时候，还是有很多人望而却步选择了剖宫产。

Q 剖宫产比较不痛？

A 由于分娩时子宫收缩和胎儿的压迫，使子宫壁受压，子宫肌缺血缺氧，由此会出现程度不同的分娩痛。剖宫产由于麻醉药的止痛作用，分娩时的痛是减轻了，但是产后还是会痛的，甚至疼痛会加剧，且伤口有感染风险，自然产就没有这些麻烦。现在很多医院也推出了无痛分娩、水中分娩等方法，可以减轻阵痛。

Q 万一难产，再手术更痛苦？

A 有的产妇怕万一分娩时生产困难，再做手术，会吃两次苦，所以直接选择剖宫产。其实这一点大可不必担忧，在产前医生会根据产力、产道和胎儿的状况决定最佳分娩方式，产妇最好遵照医嘱。

Q 剖宫产的宝宝更聪明？

A 有人认为，剖宫产时，胎儿头部不会受到产道的挤压，因此孩子会更聪明。其实事实并非如此，自然分娩并不会对胎儿的脑部造成伤害，因为胎儿在经过产道时，颅骨会自然重叠以适应产道环境，防止脑组织受压。反而剖宫产会使胎儿因胸部未受到挤压，呼吸道中的黏液、水均滞留于肺部，易发生小儿吸入性肺炎，甚至导致婴儿缺氧，有损于大脑发育，影响小儿智商。

Q 自然产以后会影响性爱？

A 　　有部分产妇担心自然产会导致阴道扩张，使其失去弹性，会导致性敏感度降低而影响性爱。其实，一部分自然产的产妇产后出现性能力下降，往往由以下原因导致：一是分娩后体内性激素水平骤降，而唤不起性欲；二是分娩时阴道壁神经受压，性刺激敏感降低；三是因产后哺乳、护理婴儿导致精力不足，使性欲下降。但是随着产妇身体的复原，性激素水平回升到原水平，性功能低下也会随之恢复。

Q 自然产不易恢复身材？

A 　　有一部分产妇怕自然产会影响形体而选择剖宫产，而事实恰恰相反。自然产不但产后恢复得比较快，一般在生产后第 2 天就可以给新生儿喂奶了，而且产后可以及早进行锻炼，因而更容易恢复体形。而剖宫产的孕妇一般要 3 ~ 7 天才能出院，身体要 1 个月左右的时间才能完全康复。

Q 剖宫产可以自己挑日子？

A 　　自然生产是人类繁衍传承最自然的现象，婴儿的出生自然也应遵循自然规律。自然分娩符合人体的生理规律，剖宫产是不得已而为之。如果为了选择一个好日子，而盲目选择剖宫产和择时分娩，只会给发育尚未成熟或已成熟的婴儿带来危险，导致一些并发症的产生：提前生产可能影响孩子呼吸系统的发育，拖后生产则可能造成孩子缺氧、窒息等危险。

Q 剖宫产能预防尿失禁？

A 　　分娩是造成女性尿失禁的常见诱因，很多女性存在错误认知，以为如果选择了剖宫产，就能预防产后尿失禁。但尿失禁不仅会在产后发生，在怀孕期间也会发生。除了分娩外，妊娠也是造成盆底肌、支撑韧带损伤的重要原因。因此，即使选择了剖宫产，仍有可能会在产后发生尿失禁。但对胎儿相对过大、难产等孕妇来说，选择剖宫产将有可能减少她们产后发生尿失禁的可能。

　　无论是为了减少以后发生尿失禁的可能性，还是为了早日告别尿失禁的困扰，在产后若发生尿失禁都应及早接受检查与治疗。特别是生完第 1 胎，有计划生第 2 胎的女性朋友，若第 1 胎时发生产后尿失禁，康复情况不佳，很有可能会增加生第 2 胎时尿失禁发生的几率。另外，产妇产后 42 天做盆底功能检查非常重要，特别是对产后发生尿失禁的女性，能帮助她们及早发现问题并及早治疗。

Q 剖宫产母乳中会残留麻药？

A 　　手术中所使用的麻药让怀孕妈妈担心，倘若麻药的药性未能发散完，宝宝吸吮后肯定会影响健康，所以很多家属不征求医护人员的同意，就给孩子喂了配方奶。其实这种做法是错误的，因为等产妇清醒和肢体能够活动的时候，麻醉药也已经代谢得差不多了。

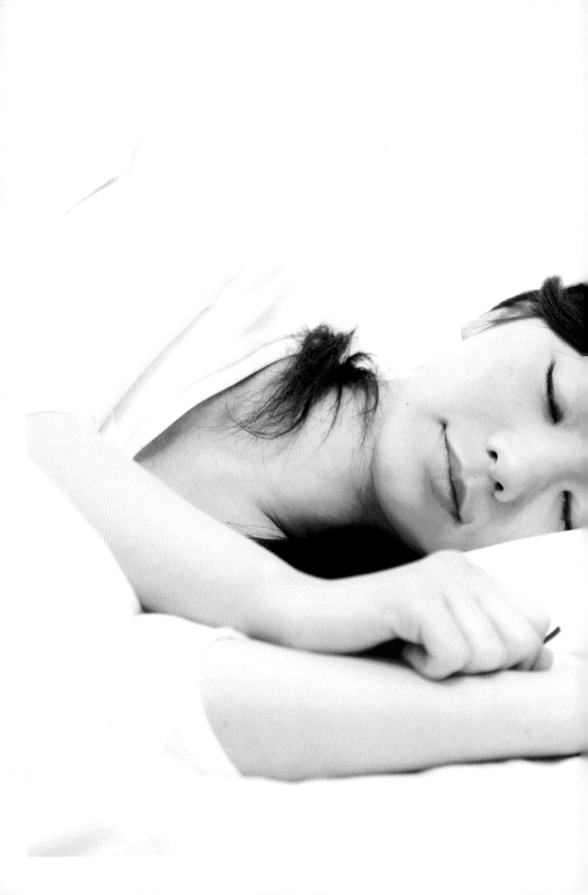

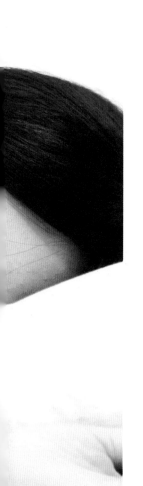

Part

02

产后月子护理与保健

　　孕妇生产会消耗很大的体力和元气，那么产后如何调理和保健能让产妇恢复产前好体质呢？一般来说，分娩后6周左右产妇身体才能慢慢恢复正常，在此期间身体的变化和生活起居各方面的照护十分重要，医学上称这个时期为"产褥期"，也就是俗称的"坐月子"，在这段期间，要对产妇进行特别的护理。本章节主要介绍了产褥期产妇的身体变化、生活照护方法、产后的月子饮食调养、产后常见的症状、食疗及适合产后的轻度运动操，让产后妈妈轻松坐好月子，拥有产前好气色好身材。

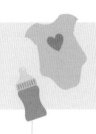

产后"坐月子"有多重要

什么是坐月子？

产妇坐月子需要 4 ~ 6 周。这是一段针对妊娠及分娩对产妇身体造成损伤而制定出补充元气、调养生息的特殊护理周期。

其特点是，产妇身体虚弱，需通过休息、营养、运动等方面的调理来加以改善，使身体器官和精神得以恢复。必须在他人（家人或月子保姆）的帮助下，使产妇身体尽快恢复到孕前水平，预防疾病的发生。新生儿刚刚来到母体外的世界，有很多不适应的情况，必须对其进行特别照料与养护。如何预防新生儿发生疾病和不适，使其正常发育生长，有赖于母亲、家人和月子保姆的悉心关怀和护理。

为什么要"坐月子"？

"坐月子"又称产褥期，是指胎儿、胎盘娩出之后，机体基本复原的一段时间，一般需要 6~8 周。怀孕期间，孕妇承担着胎儿生长发育的一切需求，生理方面也在产生变化。以子宫的变化最为明显，子宫肌细胞会增殖、变大、变长，容积可增大为非孕时的 1000 倍；血容量会增加 15%~25%，以供给自身和胎儿的需求；血液处于高凝状态，以防止产后出血；肾脏为了排出自身与胎儿的代谢产物，负担增加，肾功能也有所改变；其他如消化、内分泌、皮肤、乳房、骨盆等都发生相应的变化，再加上分娩带来的伤害，都需要在"坐月子"期间经过休息和调养才能恢复。所以，产妇在"坐月子"期间的调养和保健是至关重要的，也是调理体质的最佳时期。

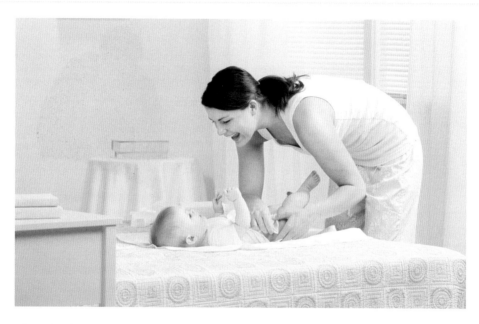

坐月子的选择

比起在月子中心坐月子，在家坐月子不但经济实惠，对于环境的熟悉也有利于产后妈妈的心情放松，进而帮助身体快速的恢复，好处多多！

·坐月子的方式

选择由妈妈、婆婆帮忙坐月子，为最普遍的坐月子方式，也有些妈妈会到坐月子中心由专人帮忙打理月子生活；此外，部分妈妈会选择料理外送、请其他亲人帮忙坐月子、到家服务等坐月子方式。不管是哪一种坐月子方式，妈妈都必须在生产前就考虑清楚，考虑自身的情况、经济、方便性等，并跟丈夫和家人讨论协调，在产前就确定好坐月子的方式，安排好所有的细节，这样才能在产后拥有开心放松、没有负担的月子生活。

· 坐月子的基本原则

1 慎寒温

坐月子期间，产妇静养的房间需保持室内温度 25~26℃，湿度 50%~60%。产妇需穿着长袖、长裤、袜子，以免着凉感冒，或使关节受到风、寒、湿的侵袭。

2 适劳逸

产妇应多卧床休息，起床时间不要超过半小时，等体力逐渐恢复后可将时间稍微延长，以 1~2 小时为限。还要避免长时间站立或坐着，以免导致腰酸、背痛、腿酸、膝踝关节疼痛。

3 勤清洁

产妇要经常清洗头发、身体，行动不便则需家人代劳，以保持清洁，避免感染细菌而导致发炎。

4 调饮食

坐月子期间的饮食应以温补为主，最好可请营养医师根据个人体质进行调配较为妥当。

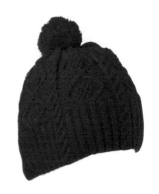

5 用腹带

产妇在产后使用收腹带，对于产后松弛腹肌的生理恢复、保持体形或是对产后子宫、产道快速恢复，促进恶露排净，减少瘀患遗留等，都有良好作用。

6 收骨盆

怀孕时由于激素作用使骨盆扩张，分娩时骨盆耻骨联合被撑开，如果产后不能及时恢复，会出现胯部增宽、臀部松弛、屁股增大等形体变化，还会导致 O 型腿、腰痛、耻骨痛等。

- **在家坐月子最安心**

　　到月子中心坐月子，免不了要一笔花费，而且也不一定比在家中来得轻松自在。在家坐月子又可以分为以下几种方式：

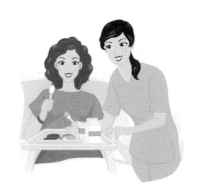

1. 妈妈坐月子	妈妈会比较了解自己女儿的口味，产后妈咪想吃什么或想做什么，都可以大方地告诉妈妈，不会不好意思，心情自然也会比较放松。 虽然让自己的妈妈帮忙坐月子会比较自在，但事前的沟通也是不可省略的。新手妈咪应先告诉妈妈，自己所期待的坐月子方式是什么，以及希望妈妈帮忙的部分有哪些，并确定这些工作内容是否是妈妈可以负荷得了的。
2. 婆婆坐月子	产后可以回到自己熟悉的环境中休养，又有家人的关心，更能让一家人享受三代同堂的天伦之乐，还可以节省开销。由婆婆帮忙坐月子，可省下一笔费用，用作其他规划。 不过，婆媳之间多少还是会有一些距离，比较常发生的状况是：婆婆煮的月子餐，媳妇即使觉得口味不合也难以启齿；或是婆婆观念过于保守，不准妈咪洗头、洗澡等，造成困扰。不只妈咪本身承受许多压力，婆婆自己也会担心没帮媳妇坐好月子而受到怪罪。 在照护宝宝的想法上，婆媳很容易出现意见分歧的状况。比较有自主性的妈咪，对于如何哺喂及照顾宝宝自有一套想法，这个时候，就要靠丈夫帮忙解决问题。丈夫是婆媳沟通的重要桥梁，应想办法化解婆媳间的冲突，使双方各退让一步。

3. 订购月子餐点	想在家安心坐月子，但又不希望劳烦婆婆、妈妈来帮忙打理月子餐？有这类困扰的新手妈咪，不妨考虑选择外送月子餐的方式。现在的外送月子餐业者，大部分都会针对妈咪个人的体质，来调整月子餐的内容及烹调方式，餐点一般会采低温冷藏配送的方式，于每天早上请专人将当天所需的分量送到家中。妈咪可先放到冰箱冷藏，待欲食用时再拿出来加热，十分方便。 不过，地区性的月子餐外送，大部分是餐点一做完就趁热配送，在温热的环境下，容易造成食物变质，甚至是滋生细菌，使食品卫生的安全备受考验。且许多小家的业者，会直接使用一般汽车或电动车等非专业低温冷藏车，当成配送月子餐的交通工具，请妈咪要特别注意，可别忽略此点而影响自身健康。
4. 月子保姆到家坐月子	聘请专业的月子保姆到家中坐月子，妈咪不但可在自己习惯的环境中坐月子，又有保姆帮忙照顾小宝宝，不需要麻烦到长辈。费用也比坐月子中心低，预算有限的妈咪可列为考虑。确定要采用到家服务坐月子的孕妈咪，建议在怀孕6个月时就开始寻找。许多有口碑、经验丰富的保姆，通常很早就被预定了，早一点选择可以找到比较符合理想的保姆。提醒孕妈咪，最晚也应在产前2个月确定及签约，才不会面临找不到好保姆的窘境。

· 月子保姆的定义

月子保姆是近年来兴起的产业，是专门服务于产妇和新生儿的专业化家政人员。月子保姆，顾名思义，她们要肩负新生儿与产妇一个月的安全和健康的重任，有的甚至还要管理一个小家庭的生活起居。月子保姆一般是较年长的妇女，她们经验丰富，有工作能力。

新生儿需要照料，产妇刚生完新生儿，身体虚弱，自己照顾新生儿有一定的难度，而且自己也需要他人照顾。因此，月子保姆肩负着护理母婴两人的任务。一般情况下，月子保姆的工作集保姆、护士、厨师、保育员的工作于一身。好的月子保姆还可以帮助新手妈妈学会育儿知识、传授育儿经验。

每日与产妇、新生儿相处的月子保姆，是新手妈妈的好帮手，是新生儿的保育员，也是一个小家庭的全职保姆。因此职业技能非常重要，要熟知许多护理知识和产妇的生活、饮食调养知识。

· 月子保姆的工作职责

月子保姆肩负着产妇心理护理、产后恢复及新生儿护理及喂养、智力开发等一系列的护理与服务工作。其职责有以下内容：

保持室内清洁卫生

月子保姆每天要清扫居家环境，保持室内家具、用品摆放整洁，有条不紊，使用方便；每天适时开窗通风，保持室内空气新鲜；室内温度适宜，不干燥，不潮湿；使产妇、新生儿生活在适宜的环境中。

产妇的护理内容

① 生活护理

帮助产妇擦洗身体、观察恶露，帮助产妇活动，洗涤产妇衣物，兼顾护理与家务，促进产妇身体恢复。

② 营养搭配

合理安排产妇饮食，为产妇制作营养餐，促进产妇身体恢复和发奶。

③ 乳房护理

清洗按摩乳房，帮助产妇通乳，解决乳房胀痛、增进发奶、疏通乳腺，教导产妇正确的哺乳姿势，以及烹调发奶的料理。

④ 教产后恢复操

帮助产妇进行产后恢复操，恢复产妇身体，促进恶露排除，防止产妇过胖。

⑤ 心理指导

与产妇交流育儿心得，进行心理沟通，最主要是要避免产后忧郁症的出现，心灵的安慰与交流，可以使产妇愉快地坐月子。

新生儿的护理内容

① 生活护理

指导产妇正确哺乳，并实施对新生儿的喂养、呵护、睡眠、洗澡、穿衣、换洗尿布、物品消毒等，都要仔细教导。

② **专业护理**

抱婴儿、按摩婴儿身体、测量体温、观察婴儿有无身体异常、及时替换尿布、洗涤婴儿衣服与消毒哺乳器具等。

③ **身体护理**

注意新生儿脐部、囟门、臀部、体温、排便、睡眠、啼哭的观察及护理。

④ **常见病护理**

对脐带消毒护理，对尿布疹、鹅口疮、发热、腹泻、便秘、黄疸等常见身体表征的观察护理。

⑤ **潜能开发**

月子保姆帮助产妇为宝宝做婴儿操，与新生儿说话，寓教于乐，锻炼宝宝四肢协调能力和对成年人话语的理解能力、早期智力开发，使其建立良好的生活习惯。

· **月子保姆的素质要求**

1. 健康的身体	因为要与产妇和婴儿密切接触，从事母婴护理工作必须具备相关的体检证明，确定身体健康，没有传染病和不能胜任工作的慢性疾病。
2. 具备相对应的技能	① 产妇护理知识：例如产妇的饮食特点及营养搭配知识、产妇起居特点及护理知识、产妇常见病与应对措施等；另外，还要学会教导产妇如何做产妇操等事项。② 新生儿护理知识：如了解新生儿生长发育特点、一般生活护理、新生儿常见疾病的预防和护理，并勤奋努力做好应做的工作。
3. 良好的人际沟通能力	月子保姆护理工作需要与雇主家庭人员互动、交流，月子保姆要提高语言表达能力，学会用和蔼的态度与家庭成员沟通，友好相处，在工作中做到以诚相待，以取得雇主的信赖和配合。
4. 要有良好的人格质量	良好的人格品行，首先是诚实。诚实是做人的基本原则，说话做事要表里一致，让人信赖，使雇主相信你说的、做的，才能放心把产妇、新生儿交给你，并且相信你能够把事情做好。月子保姆努力工作，得到雇主信任，是做好此护理工作的基础。月子保姆不可自私自利，不可虚伪狡猾、故作姿态，讨人好感。

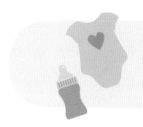

产后护理

产后的身体变化

产后身体会发生一些变化，妈妈不要过于紧张，这都是生产之后的正常现象，只要安心休养并多多注意即可。

· 产后第 1 周产妇的身体变化

1 从分娩后第 3 天开始，阵痛得到纾解。

2 缝合会阴部的疼痛持续 1 周之后，慢慢消失。

3 红色的恶露渐渐变为褐色，量也慢慢减少。

4 从分娩后第一天开始分泌母乳。

5 分娩 1 周之后，子宫缩小。

· 产后第 2 周产妇的身体变化

1 恶露颜色由褐色变成黄色奶油状。

2 母乳分泌变得更加顺畅。

3 子宫继续缩小，恢复到分娩前的状态。

· 产后第 3 周产妇的身体变化

1 黄色的恶露大致消失。

2 分娩时留下的产道伤口几乎愈合。

3 阴道和会阴的浮肿，大致消退。

· 产后第 4 周产妇的身体变化

1 恶露消失，分泌物恢复怀孕前的白色。

2 耻骨恢复正常，性器官也大致恢复。

3 妊娠纹的颜色变淡。

· 产后第 5 周产妇的身体变化

1 恶露消失。

2 腹部下垂不明显，身材恢复原状。

· 产后第 6 周产妇的身体变化

1 子宫完全康复。

2 精神也恢复许多。

3 摆脱产后忧郁症。

· 产后会出现的正常现象

产后有以下现象是正常的，产妇很快会恢复健康，不必担心。

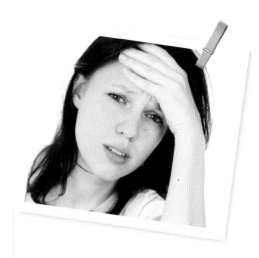

1 疲劳

由于分娩劳累，产妇消耗大量体力，在产后不久即睡眠，需要几天后才能消除疲劳。

2 体温略升

产后 24 小时内体温略有上升，但一般不超过 38℃。

3 呼吸深而慢

每分钟仅 14 ~ 16 次，产后腹压降低，横膈膜下降，由妊娠期的胸式呼吸变为胸腹式呼吸，呼吸变深且慢。

4 汗多

产后几天内，由于产妇皮肤代谢功能旺盛，排出大量汗液，尤其在夜间睡眠和刚睡醒时更明显，不属病态，于产后 1 周内会自行好转。

5 产后宫缩疼痛

产后 3 天内因子宫收缩而引起下腹部阵发性疼痛，于产后 1 ~ 2 天出现，持续 2 ~ 3 天后自然消失，多见于经产妇（已生过 1 胎以上）。

6 尿多、便秘

妊娠后其体内滞留的水分会经肾脏代谢，产后几天，特别是 24 小时内尿多。由于活动量少，进食少，肠胃蠕动慢，而且汗多、尿多，因此常便秘。

7 出现恶露

产后阴道有排出物，医学上称为恶露，一般在 3 周左右排干净。

产后的生活护理

产后到身体基本恢复的 6 周时间称为"产褥期"。这个时期是静心休养照料婴儿的时期，不能劳累，应时时刻刻保持身心安定。

· 产妇要及时排尿

在正常情况下，产后 4 ~ 6 小时就会自行排尿。有些产妇尤其是初产产妇分娩后不能自解小便，这是由于产程较长，胎头挤压膀胱引起尿道充血、水肿，使尿道闭塞而引起的；还有的分娩时造成的会阴部伤口疼痛，使产妇不能及时把小便排出来。这会引起泌尿系统感染，影响子宫复原。所以，产妇应重视产后及时排尿的状况。

产妇一定要于产后 2 小时或 4 ~ 6 小时主动或在引导下排尿，无论有无尿意，都应主动排尿。也可以在短时间内多吃些汤汤水水的饮食，多喝红糖水，使膀胱迅速充盈，强化尿意，促进排尿。

产妇要精神放松，选择自己习惯的排尿体位，或用热水清洗外阴部，或听流水声，诱发鼓励产妇排尿。

可以在产妇脐下、耻骨上方放置热水袋，轻轻按摩膀胱部，以促进血流循环，消除膀胱壁和尿道水肿，鼓励产妇排尿。

· 产后要尽早下床活动

一个健康的产妇，在消除产时疲劳后，可于产后 6 ~ 8 小时坐起来，12 小时后自己走或由他人帮助走到厕所排便，次日便可在室内随意活动及行走。剖宫产的产妇术后平卧 8 小时后，可以翻身、侧卧，术后 24 小时可以坐起，48 小时后开始在床边活动，并开始哺乳。剖宫产术后早期的下床活动可以减少术后肠沾黏，但开始活动时每次时间不宜过长，活动量可逐步增加，以免疲劳。

产妇尽早下床活动可以促进身心的恢复，有利于子宫的复原和恶露的排出，从而减少感染的机会，促使身体早日复原，减少产褥期各种疾病的发生，例如尽早下床活动可减少下肢静脉血栓形成的发生率，使膀胱和排尿功能迅速恢复，减少泌尿系统的感染；促进肠道蠕动，加强肠胃道的功能以增进食欲，减少便秘的发生；还可促进骨盆肌肉、阴道紧实恢复等。

我们提倡尽早下床活动，指的是轻微的床边活动，或在家人的帮助下在室内活动，并不是过早地进行大量活动，更不是过早从事体力劳动。有的妈妈因为产后疼痛，一直卧床休息，不愿意走动，怕扯痛伤口，但身体越是没有活动，就恢复得越慢。虽然产后几天要多多休息，但适度地活动身体也是很重要的。

· 营造良好的居家环境

1

要清洁卫生

室内一定要打扫得非常干净。在产妇出院之前，家里最好用75%的消毒酒精湿擦或喷洒地板、家具和2米以下的墙壁。要注意经常保持产妇房间的整洁卫生。产妇及新生儿的物品应分类整齐放置，不要随意乱放。避免过多亲友入室探望，以免影响母婴休息；且人多会造成空气污浊，尤其是患病的亲友，如感冒等，易引起交叉感染。不要在产妇室内吸烟，避免污染室内空气。要随时清除卫浴间的污垢，以免污染室内空气。

2

温度要适宜

产妇不宜住在过于宽敞及潮湿的寝室里，因为产妇的抵抗力较差，所以房间需要恒温及舒适。

卧室保持通风，要根据四季气候和产妇的体质而定，即使是冬季，房间也要开窗换气。使用空调时，温度不宜过低。如果使用电风扇，不宜对着产妇直吹。

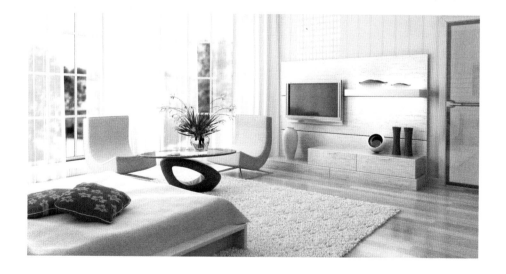

3 要有适度的阳光

产妇居室采光要明暗适中，灵活运用窗帘随时调节。要选择有阳光照射和朝向好的房间作为寝室，这样夏天可以避免过热，冬天又能得到适当的阳光照射，使居室温暖。

4 要保持室内空气清新

空气的清新有益于产妇精神愉快，有利于休息。每天开窗换气 1～2 次，保持空气新鲜。

产妇要避风寒和潮湿，但这并不等于紧闭门窗，特别是在盛夏季节，紧闭门窗往往会导致产妇中暑。其实，无论什么季节，产妇居住的房间都应适时开窗，保持空气流通，只要不让产妇直接吹风即可。

5 浴室保持干燥

产妇的伤口还没完全恢复，行动不便，浴室若湿滑，很容易造成伤害，要特别小心。

· **坐月子期间休养重点**

产后休养内容很多，大致包括以下方面：

1 产妇要注意休息，以保持和恢复元气。

2 因产后虚弱，必须注意饮食调理，恢复身体，促进发奶。要多吃营养的高蛋白食物，更需摄取新鲜蔬菜、水果；身体虚弱者还要搭配一些药膳，并忌食过咸、过酸、生冷及辛辣刺激性食物。

3 产后应保持精神愉快，避免各种不良的情绪刺激。家人和月子保姆要做到无微不至的关怀。

4 要注意调节冷暖，随时预防寒、湿、热的侵袭。

5 产后必须注意清洁卫生，勤换衣被。

6 适当锻炼，有利于恢复身体。可由家人帮助产妇做伸展操、按摩，进行运动健身。

·产后几天要卧床休息

产妇产后身体虚弱，气血不足，妊娠时子宫、脏器都发生位移，产后这些器官要回复到原来位置，子宫要排除恶露，必须确保有充分的休息，和正确的卧床养息，才有利于气血恢复，有利于排除恶露，使横膈膜、心脏、胃下降回位。

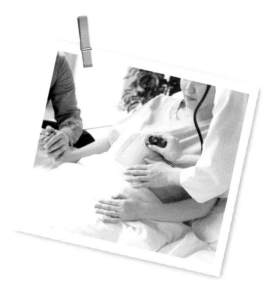

分娩完毕，不能立即上床睡卧，应先闭目养神，稍坐片刻，再上床背靠被子枕头，竖足屈膝，呈半坐卧状态，不可骤然睡倒平卧。如此半卧3日（指白天）后才能平卧或侧卧、仰卧。闭目养神的目的在于消除分娩时的紧张情绪，安定神志，消除疲劳；半卧坐的目的在于气血下行，气机下达，有利于排除恶露，使横膈膜下降，子宫及脏器恢复到原来位置。在半坐卧的同时，家人可用手轻轻揉按产妇腹部，可使恶露、瘀血不停滞在腹中，还可避免产后腹痛、产后子宫出血，帮助子宫复原。

·坐月子第1周这样做

分娩以后要在产房观察2个小时，无异状才可以回到病房。回到病房后，最重要的任务是休息静养，稍休息后可好好睡上一觉，以解除因分娩带来的疲劳。为了避免空腹和口渴，可给产妇吃些简单食品和喝红糖水等，并注意排尿，要尽快替新生儿喂奶。正常顺产产妇第1周应这样度过：

产后第1天

产妇汗多，这是产后汗腺异常活跃的缘故。会阴切开或撕裂伤进行缝合的产妇，由于伤口发热紧胀，感到疼痛，行走不便，但会慢慢习惯。红恶露大约持续3天，量也很多，因此，除了要在家人的帮助下到厕所处理、及时消毒外，每隔3~4小时应进行1次清理、消毒。伤口缝合的产妇在小便及处理恶露时，应注意不要碰到伤口，并保持清洁。

如果没有其他异常的产妇，产后睡上一觉后疼痛即可缓解，就能够坐在床上，分娩后 8 小时可下床轻轻活动。会阴切开者应在分娩 12 小时后下床活动，自己处理排泄和恶露。虽然乳汁很少，也应让新生儿含着乳头试试，当作母婴哺乳的练习。得到医生的许可后，可在床上做产褥操，每天都要保持。在医护人员的指导下，做帮助子宫收缩的按摩。

产后第 2 天

疲劳已基本消除，精神开始恢复。乳汁开始分泌，乳房开始有胀奶感，要请人帮忙按摩。产妇可在室内散步。另外，会阴部缝合处伤口感到疼痛，特别是坐着的时候，要等到产后 4~5 天拆线后才能好转，这期间要忍耐些。继续排出红色恶露，也许量比以往月经还多。

产后第 3 天

剖宫产的产妇可以下床活动。早下床活动有利于身体恢复，使乳汁分泌趋于正常，让新生儿不断吸吮。哺乳后一旦乳汁没有吸净，要用挤奶器挤出剩余母乳，使乳房排空乳汁，有利于发奶。

产后第 4 天

缝合会阴的产妇进行检查，情况顺利可拆线，也有第 5 天拆线的情况。拆线后的伤口刚刚愈合，解便时不要太用力，要持续活动，但不要太累。恶露变为褐色，称为"浆液恶露"，流量减少，黏糊糊的感觉消失。产妇可尝试和照顾者一起替新生儿洗澡。

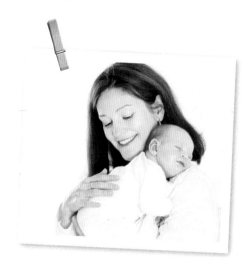

产后第 5 ~ 7 天

复原状况不错的产妇通常在这个时候可办理出院。出院对于新生儿来说，是第一次外出，对产妇来说也是产后第一次出门，因此要注意母婴皆穿好合适衣服，出院时间最好安排在上午 9 ~ 10 点或下午 3 ~ 4 点这两个时段。酷暑时要避开太阳直晒，严冬时要避开寒气袭人的傍晚。对乘坐的车辆及其他方面也应格外注意，要有亲人陪伴。

· 产妇产后 2 ~ 4 周活动及注意事项

产后第 2 周

此时产妇虽然还需躺着休息，但起来活动的时间比上一周更多了，可以开始做部分轻松的家事，这一周的奋斗目标是产妇能从床上起来多走动走动。由于夜间多次喂奶与更换尿布，经常有嗜睡现象。产后容易造成睡眠不足，一旦感到疲劳，必须立即躺下休息。

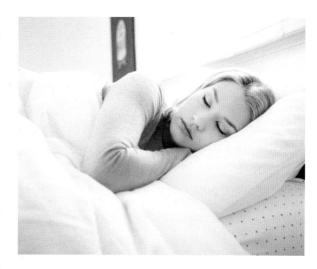

帮忙坐月子的家人或月子保姆，夜间要多照顾新生儿，以减轻产妇的活动。此时乳房的大小约为怀孕前的 2 倍，可能有些发胀，应帮忙热敷和按摩。第 2 周时恶露即将结束，可以更换较小的护垫，且注意不要提重物。

产后第 3 周

不论是产妇还是新生儿，都要逐步走向"正轨"：产妇体力逐渐恢复，恶露慢慢排干净，新生儿作息逐渐有规律。产妇做家事以及日常生活也都正常化，当然不必勉强，每位产妇体力恢复各不相同。

本周末就接近"满月"了，这时妈妈和婴儿若有需要可以出门透气，但最好避免长时间待在室外。

第 4 周以后

生活回到正轨，可以比较随意了。产后 6 ~ 8 周，产妇基本上康复，新生儿也长大了些。一般来说，产后 30 天应该去医院做产后检查，或上公园散散步，放松一下心情。有的产妇坐完月子后过于肥胖，那就要注意减肥，不要错过成功减肥的最佳时机。

自然产的特别护理

自然分娩的产妇，产后会阴部的护理十分重要，若不小心照顾，很有可能会引发细菌感染，进而影响产妇的健康。

·帮助产妇护理会阴部

产妇产后会阴部常会发生充血和水肿，或有不同程度的会阴明显裂伤等。这一部位很容易被尿便污染，加上产后阴道内不断有恶露排出，要小心感染。

1	注意会阴部的清洁、干燥，产后每天至少用专用的清洁盆清洗会阴部 2 次。冲洗一般用温开水即可，不需要加其他药物。若有会阴部撕裂伤等，则可用温开水或加入数滴优碘冲洗，并在每次排便后洗 1 次。在每次冲洗后，清洁盆都要晾在阳光下充分曝晒，以利于杀菌，预防感染。
2	产后 24 小时内，在会阴、阴唇、肛门等处放置冰袋，可以减少水肿，24 小时后可以试着热水坐浴或热敷。
3	产后应尽量让会阴撕裂伤口部位在上方，保持卧位或坐位。一方面，可使产后恶露尽量不侵入伤口；另一方面，可以改善局部伤口的血液循环，促进伤口愈合。
4	会阴部肿胀明显的产妇，疼痛持续不断，照顾者可帮助产妇用温热毛巾热敷以助消肿，每天 3 次；严重者可于每日早晚用清洁的棉棒，沾些优碘药膏，涂抹于伤口处，可促进伤口愈合。卧位时，要尽量将臀部抬高一些，避免压迫伤口，减轻伤口水肿和疼痛。

·会阴部切开的伤口护理

1. 伤口血肿	如果伤口出血，血肿形成，应告诉医生进行妥善处理，必要时及时拆开缝线，消除血肿，缝扎出血点，重新缝合，使疼痛明显减轻直至消失，伤口可以正常愈合。

2. 伤口感染	遇到这种情况，应在医生的指导下服用合适的抗生素，并拆除缝线，以便脓液流出。同时可由照顾者帮助，用清洗干净的水盆，放入八分满的温开水，再滴入十滴优碘药水，搅拌均匀后，于温水盆中坐浴，一天浸泡2～3次。一般来说1～2周便会痊愈。
3. 照顾者要帮助产妇处理会阴切开的伤口	如用优碘稀释帮助冲洗伤口，每次排便后冲洗1次，避免大便等脏物污染伤口。拆线后，多数产妇已出院回家调养，如果恶露还没有干净，仍要每天用温开水清洗外阴部2次。另外，要多喝水，多吃蔬菜、水果，保持排便通畅，防止伤口裂开。如果大便干硬，可服些软便药。排便时以坐式为佳，尽量避免蹲式。
4. 拆线后保健	虽然伤口外部已经完全愈合，但伤口内部还需修养一段时间，所以拆线后产妇不要过度走动，运动量也不能太大，只能做些轻微的活动。

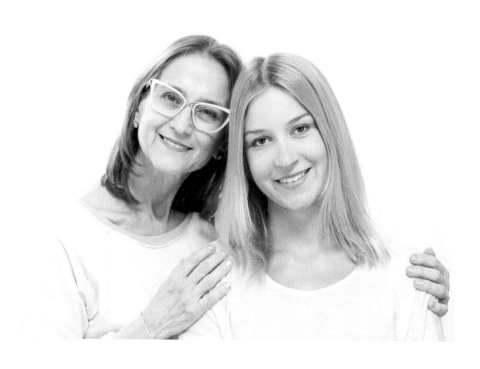

剖宫产的特殊护理

剖宫产的伤口较大，发生感染的几率也相对较高。另外，皮下脂肪越厚，伤口感染的几率越大，所以较胖的产妇更应注意产后伤口的护理。

· 剖宫产伤口的护理

剖宫产的伤口较大且深，不是短时间内就可以恢复，因此在伤口的照护上必须更加小心，千万不可以轻忽。若是伤口不小心受到感染，很有可能会引起严重的后果，产后妈妈要特别注意。

1	剖宫产的产妇原则上不要淋浴，若伤口碰到水，要立刻用优碘消毒，同时盖上消毒纱布。清洁皮肤选择擦澡较安全，直到拆线后再淋浴。照顾者可帮忙擦洗。
2	伤口结痂时，最好让其自然脱落，切勿用手去抓，因为过早地揭痂会把尚停留在修复阶段的表皮细胞带走，甚至撕脱真皮组织，影响伤口的愈合，易留下疤痕。如果伤口出现刺痒，可由照顾者帮助涂抹一些外用药，请医生开处方或者向合格药师购买止痒药膏止痒。
3	注意饮食保健。产妇应多吃水果，照顾者可做一些鸡蛋、瘦肉等富含维生素 C、维生素 E 以及人体必需氨基酸的菜肴。这些食物能够促进血液循环，改善表皮代谢功能，并帮助伤口复原。
4	保持疤痕处的清洁卫生。当出现瘙痒感时，不要用手搔抓，以免细菌感染。
5	当腹部伤口有红肿、灼热、剧痛、渗出分泌物等情形时，应入院就医。

·剖宫产后要注意异常变化

剖宫产毕竟是侵入性的手术，在术后有些妈妈可能会出现伤口感染、肠沾黏等种种问题，因此手术后身体是否有发生一些不同的变化，就要特别注意，一出现警讯就要马上就医。以下是剖宫产妈妈术后要特别注意的异常现象：

1. 体温	剖宫产术后，产妇一般都有低热（38℃左右），这是由于手术损伤的刺激和术后身体对伤口处出血的吸收所致，均属于正常现象。每日 1 ~ 3 次为产妇测量体温，若术后出现持续高热不退（38.5℃以上）则属异常，应立即找医生处理。
2. 脉搏、血压	术后产妇的脉搏、血压均应较术前低。照顾者每天为产妇测量脉搏和血压，若出现脉搏加快而血压却明显偏低，应考虑是否还有源发或继发的出血存在，要立即检查和处理。
3. 局部异常现象	局部异常现象可分为表面和深层两种情况。表面的异常现象主要是切口感染、切口深层及浅层出血等；深层异常现象主要是线头存留、疼痛、切口处腹壁薄弱形成切口疝、腹腔器官沾黏、子宫恢复不良等。

·剖宫产术后禁忌

施行剖宫产的妈妈，产后有一些绝对不可做的禁忌，为了让身体快快恢复，一定要遵守。

1 忌平卧

手术后麻醉逐渐消失，产妇伤口感到疼痛，而平卧位的方式将令子宫收缩痛觉最为敏感。因此，照顾者要帮助产妇采取侧卧位，身体与床成 20°～ 30°，并用被子或毛毯折叠放在背部，可减轻身体移动对伤口的震动和牵扯。

2 忌静卧

术后麻醉消失，知觉恢复，应该下床进行肢体活动，24 小时后可以练习翻身、坐起或下床慢慢地移动。这样能够增强肠胃蠕动，及早排气，防止肠沾黏和血栓的形成。

3 忌过多进食

手术时肠管受到不同程度的刺激，正常功能被抵制，肠蠕动相对减慢，如进食过多，会使粪便增加，会造成便秘、腹压增高，不利于康复。所以，要注意术后6小时内产妇应禁食，6小时后也要少食。

4 忌多吃鱼

鱼所富含的DHA酸具有抵制血小板凝聚的作用，不利于术后的止血及伤口的愈合。

5 忌服用过多镇痛药物

剖宫产术后麻醉药作用逐渐消失，一般在术后几小时伤口较疼痛，可请医生在手术当天使用镇痛药物，在此以后最好不要再使用药物镇痛，以免影响肠蠕动功能的恢复。伤口的疼痛一般在3天后便会自然消失。

6 忌动作过大

产后不要有大动作，就算是咳嗽或笑也应该用手撑住伤口或用枕头顶住胃，疼痛感就会减轻。

7 忌吃产气过多的辛辣食物

如黄豆及豆制品、蔗糖等，这些食物易发酵，在肠道内产生大量的气体而致腹胀，影响复原情况。不要吃辣椒、葱、蒜等刺激性食物，以防疼痛加剧。照顾者要注意这一点。

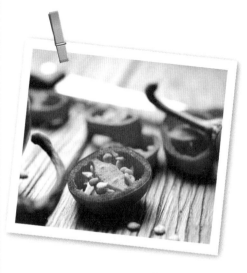

8 忌腹部手术伤口的清洗

在术后2周内，不要让手术伤口沾水，产妇全身的清洁宜采用擦浴。

9 忌立即怀孕

产后如果感觉良好可以在4～6周后恢复性生活，但是，剖宫产的产妇不适合立即怀孕。所以在产后如果进行性生活一定要做好避孕措施。

产后可能引发的疾病

由于分娩的疲劳造成抵抗力急
剧下降，细菌感染的危险也随之变
大。以下将对产后可能引发的几种
疾病及其处理方法加以介绍。

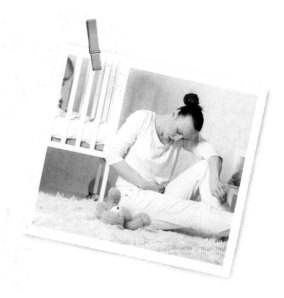

·产后体虚

由于分娩过程中的能量消耗、
创伤和出血，导致元气耗损、气血
不足，称为产后体虚，如怕冷、怕
风、出虚汗，腰膝酸软，小腹冷痛，
心悸气短，四肢乏力，月经量少、色黑，白带多，经期浮肿，面色晦暗、长斑，
卵巢功能减退、产后性冷淡等症状。

·产后腹痛

产后腹痛是中医病名。孕妇分娩后，由于子宫的缩复作用，小腹呈阵阵作痛，
于产后 1 ~ 2 日出现，持续 2 ~ 3 日自然消失，西医学称"宫缩痛"、"产后
痛"，属生理现象，一般不需治疗。但若腹痛阵阵加剧，难以忍受，或腹痛绵绵，
疼痛不已，影响产妇的康复，则为病态，应予治疗。

·产后恶露不尽

产后恶露是指随子宫蜕膜脱落，含有血液、坏死蜕膜等组织经阴道排出，这
是产妇在产褥期的临床表现，属于生理性变化。恶露有血腥味，但无臭味，其颜
色及内容物随时间而变化，一般持续 4 ~ 6 周，总量为 250 ~ 500 毫升。如超
出上述时间仍有较多恶露排出，称为"产后恶露不尽"。

·产后腰腿痛

许多产妇分娩后或多或少都会感到腰腿痛，究其原因则要从怀孕说起。产妇
怀孕期间，胎儿发育使子宫增大，同时腹部也变大，体重增加，变大的腹部则向

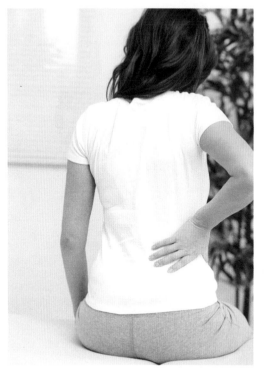

前凸起。为适应这种生理改变，身体的重心就必然发生改变，腰背部的负重加大，所以孕妇的腰背部和腿部常常感到酸痛。而且现在产妇分娩时多采用"仰卧截石位"，产妇在产床上时间较长，且不能自由活动，分娩时要消耗掉许多体力和热量，致使腰部和腿部酸痛加剧。另外，在坐月子期间，有的产妇不注意科学的休养方法，活动锻炼不得法，有的产妇则过早地参与劳动，还有的产妇产后睡弹簧床，这也不利于腰腿部的恢复。以上种种情况都可能引起产妇在产后感到腰腿部疼痛感较重。产后腰腿痛的主要临床表现，多以腰、臀和腰骶部疼痛日夜缠绵为主，部分患者伴有一侧腿痛，疼痛部位多在下肢内侧或外侧，可伴有双下肢沉重、酸软等症。产妇在产后感到腰腿痛一般是属于生理性的变化，是可以恢复的，如果属于怀孕和分娩引起的疼痛，一般在产后 1 周后疼痛就会减轻。在坐月子期间，新妈妈们要注意劳逸结合，这样身体将会恢复得很好。如果疼痛不见减轻，就要去看医生了。新妈妈们要预防产后腰腿痛，在怀孕期间就应均衡合理地进食，避免体重过于增加而增大腰部的负担，造成腰肌和韧带的损伤。产后避免经常弯腰或久站久蹲，要注意充分休息，不要过早持久站立和端坐，更不要负重。在坐位时可将枕头、坐垫一类的柔软物经常垫在腘窝下，使自己感到很舒服，以减轻腰部的负荷。还应注意避风寒、慎起居，每天坚持做产后操，能有效地预防产后腰腿痛。

• 产后便秘

本病产生的病因主要是产后亡血伤津、肠道失润或素禀气虚，因产阳气更伤，气虚无力推送大便，便结肠中，壅滞难下。根据其临床表现可分为血虚肠燥、阴虚火旺、气血虚弱三种类型。因此，食疗药膳重在补血养阴、润肠通便。血虚肠燥，产后大便干结、数目不解，或解时坚涩难下，但饮食正常，腹无胀痛，面色萎黄，舌淡苔薄，脉虚涩；阴虚火旺，产后大便干结，数日不解，或解时坚涩难下，腹满胀痛，手足心热，心烦口渴，舌质红，苔薄黄，脉细数；气血两虚，大便艰难，伴气喘自汗、头晕目眩、精神疲倦，舌质淡，脉大而虚。

• 产后痔疮

产后痔疮是产科急症之一。这是因为妊娠后随着子宫的增大腹压增加，特别是妊娠后期，下腔静脉充血扩张，尤其是分娩时宫缩逐渐加强，产妇屏气用力，极易发生痔嵌顿。痔嵌顿后，内痔脱出肛门外，括约肌痉挛不能自行复位而充血水肿，脱出的内核也刺激肛门周围的末梢神经，使之肿胀疼痛，严重者可能发生缺血坏死。可采用具有清热利湿、活血化瘀、收敛的中草药组方，熏洗痔核，改善局部组织的血液循环，加上合理的食疗补养，对产后痔疮往往能收到满意的疗效，不仅消除临床症状，而且远期疗效也有保障。

• 产后乳房疼痛

乳房疼痛是母乳喂养的一个常见问题，但不同的妈妈乳房疼痛的原因和程度可能各有不同。以下是母乳喂养乳房疼痛的常见原因：

泌乳反射

当乳汁从乳房中喷出，产妇可能会感到短暂的疼痛。泌乳反射也叫乳汁喷出反射，是在催产素的作用下产生的反应。催产素能刺激乳腺周围的肌肉收缩，挤压出乳汁。在产后头几天里，宝宝吮吸妈妈的乳头，催产素就会反应性地释放。之后，有什么事情使产妇想到宝宝，或者在给宝

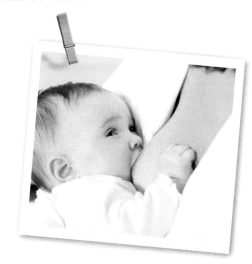

宝喂奶时，都会促使催产素释放。在泌乳反射发生时，有些妈妈还会出现漏奶的情况。对于泌乳反射，不同妈妈的感受也不同。有些人有轻微的刺痛感觉，有些人除了轻微的疼痛或不适感外，还会感到巨大的压力；但也有些人没有任何感觉。然而，在产后给宝宝喂奶的最初几天里，大多数妈妈都不会察觉到这种泌乳反射，都会感觉到"产后痛"。

乳汁分泌过多

有些乳汁分泌量大的妈妈在给宝宝喂奶之后会感觉乳房深处有刺痛感。如果你的宝宝每次都能够正确地含住乳头，你的乳汁分泌量就会很快降到宝宝实际需要的水平。

鹅口疮

如果酵母菌进入了乳管（这是宝宝患鹅口疮的结果），可能会使产妇在喂奶时感觉到疼痛。这和泌乳反射造成的短暂疼痛不一样，产妇会在喂奶过程中一直有这种疼痛感，而且通常在喂奶之后会变得更加严重。不过，乳管被酵母菌感染的情况也很罕见。

胀奶

胀奶可能导致乳房中泌乳细胞过度膨胀，造成泌乳困难，这种情况有时也会引起乳房疼痛。

乳腺炎或乳管阻塞

乳腺炎或乳管阻塞会导致乳房的某个地方发红、变硬、发炎和疼痛。

• 乳房皲裂

开始喂奶的头几天，新妈妈们会觉得乳头有些刺痛，持续几秒后就会消失，这是正常现象。但如果感觉乳头疼痛始终不退，逐渐加重，说明乳头上可能有裂口。乳头是人体敏感的部位，一旦出现裂口，会感觉异常疼痛，有的妈妈则会因忍受不了疼痛而放弃母乳喂养。要预防乳头皲裂，首先要注意保持正确的喂哺姿势。妈妈的状态要放松，腰后、肘下、怀中都要垫上枕头，让宝宝横躺在怀中，脸对着妈妈的乳房，处于一个浑身舒坦的状态。妈妈用一只手握住乳房，拇指在上方，另外四指捧住下方，形成一个"C"字。注意手指要离开乳晕一段距离，用乳头逗引宝宝下唇，当宝宝嘴张得最大时，迅速搂紧，让宝宝含住乳头。乳头应该压住舌头，乳晕也应至少含入 2.5 厘米，这样可以有效地避免出现乳头皲裂。另外，确保宝宝的鼻尖和下巴都接触到乳房，但不要影响呼吸。一旦发现宝宝的衔乳方式不正确，应用小指伸进宝宝下唇和乳房之间，断开衔接，重新尝试。同时还应注意，不要在婴儿特别饥饿时喂养；要经常按摩乳房，刺激喷奶反射；每次哺乳之后将乳头晾干后挤几滴奶均匀地涂在乳头上，可起到保护乳头的作用；在乳头上面不能使用肥皂；哺乳完毕后切勿从婴儿口里强拉出乳头，可用手指轻压婴儿下巴，阻止婴儿吸奶后再轻轻退出乳头；产妇应穿宽松的棉制品内衣并戴胸罩，当胸罩潮湿时应及时更换。

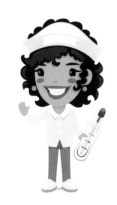

• 乳腺炎

如果乳房里面结成块状，乳房全部颜色变红并浮肿，可能就是患了乳腺炎。这是由于在喂完奶之后未把留在乳房里的奶水挤出，或乳头的伤口感染细菌后所引起，要特别注意。

如果发炎情况严重，发热会达到 38 ～ 39℃，乳房变红浮肿，甚至从乳头流出脓。为了预防乳腺炎，应保持乳房清洁，在喂奶后把剩余的乳汁挤干净。当乳腺炎严重时应使用抗生素，这时应该暂时中断哺乳，否则宝宝可能会有不良的反应。

• 子宫复旧不全

怀孕中变大的子宫在分娩后没能正常收缩的情况称为子宫复旧不全。一般子宫在产后 10 天左右可大致收缩到原来的状态，到 4 ～ 6 周的时候就能完全康复。如果产后仍感觉子宫很大并继续排泄带有血的恶露，可能就是患了子宫复旧不全。

子宫复旧不全的原因有卵膜和胎盘的一部分仍留在子宫内部、羊水提前破裂、怀双胞胎、排尿和排便不充分导致膀胱和直肠里残留排泄物等。

子宫肌瘤也可能导致子宫复旧不全。在治疗时使用子宫收缩剂和止血剂，若担心出血过多感染细菌时可使用抗生素。

• 胎盘残留

胎盘一般是在胎儿通过产道之后的 20 ~ 30 分钟内排出体外，这时胎盘未能全部排出，一部分仍留存在子宫内部的现象称为胎盘残留。大部分情况下，留在子宫内的是很难发现的非常细微的胎盘碎片，但这些碎片会使产妇的子宫难以复原。

出现胎盘残留时，即使过了产后第 10 天，仍可能出现恶露或出血持续不止等异常症状。这时，可以使用子宫收缩剂促使剩余的胎盘排出，还可以利用器械实施清除残留物的手术。

• 妊娠高血压后遗症

大部分的妊娠高血压在产后都能自然痊愈，但产后 1 个月尿液中的蛋白质含量仍居高不下或高血压症状仍继续，就应考虑是否为妊娠高血压后遗症。

妊娠高血压后遗症没有明显症状，很容易被忽视。如果不及时治疗而任其发展，很容易在下一次怀孕时罹患严重的妊娠高血压疾病。因此，在产后 1 个月进行健康检查时，如果诊断患有后遗症，就应当接受治疗。

• 会阴疼痛

分娩时在切开的会阴部伤口发生持续性的疼痛和抽痛称为会阴痛。会阴切开部位在分娩后缝合，术后 4 ~ 5 天拆线，对大部分人而言，疼痛在分娩后 1 周左右就会消失。

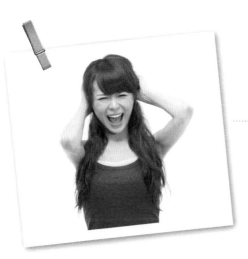

为了减轻会阴痛，每天应进行 2 次左右的泡盆疗法，应该注意经常更换护垫，排便后仔细清洗会阴部，防止细菌的侵入。

• 产后尿失禁

尿失禁是由于分娩而导致膀胱下垂所表现出的典型产后症状。产后尿失禁是因肛门和尿道周围的括约肌的收缩力弱或婴儿过大而引起，难产的产妇会经常表现出这种症状。

尿失禁的症状在打喷嚏大笑或做轻微运动的时候就会表现出来，这时尿液会一点点地流出，必须采取治疗。治疗方法中，比较理想的就是做凯格尔体操以收缩阴道肌肉。

•耻骨疼痛

耻骨从怀孕初期开始就慢慢变松，当开始分娩的时候就张开很大。如果在分娩过程中因强烈的腰部压迫，肌肉出现异常或骨盆的一部分变松，那么在产后耻骨的疼痛还会持续。

耻骨疼痛大概会持续 2 ~ 3 个月左右，但在适当的产后调理和日常生活中会自然痊愈。最好佩戴腹带，避免剧烈的动作和勉强地移动。但是，如果产后 3 个月疼痛仍没减轻，就应该接受专科医生的诊断和检查。

•膀胱炎

在分娩时，处于胎儿的头部和产妇的骨盆之间的膀胱遭到过于强烈的压迫，迫使膀胱张开，这样小便会留在膀胱内不容易排出，膀胱里的细菌增多，容易导致膀胱炎。

罹患膀胱炎，小便次数会明显增多，排尿后仍有尿意，并伴有疼痛和发热现象，尿液的颜色会变为浑浊的白色或黄色。为了预防应随时保持清洁，不要憋尿。

•产褥热

胎儿通过产道时造成阴道及会阴部伤口感染发炎，或卵膜和胎盘剥离的子宫内部发生炎症感染细菌时，出现高温和发热现象称为产褥热。产褥热一般在产后 2 ~ 3 天的时候出现，伴随恶寒症状，38 ~ 39℃的高热将会持续 7 ~ 10 天。这时子宫收缩能力下降导致下腹部疼痛，并持续不断地排出带有恶臭味的恶露。产褥热是在分娩后因过于疲劳而身体的抵抗力低下、分娩时未做彻底消毒、产后不卫生的身体调理等原因造成的。

治疗产褥热时，最重要的是充分的休息和吃一些高营养的食物及摄取充分的水分。如果高热持续不减退时应接受医生治疗，并服用抗生素、消炎药、退烧药等。

产后的检查及家庭护理

产褥期间母体的身体变化很大，为了保障新手妈咪和宝宝的身体健康，做好产褥期的护理和保健是非常重要的。

· 产褥期的检查

分娩后 1 周内需到妇产科检查子宫收缩情况，伤口有无渗血、血肿及感染；了解一般的情况、精神、睡眠、饮食以及大小便等。

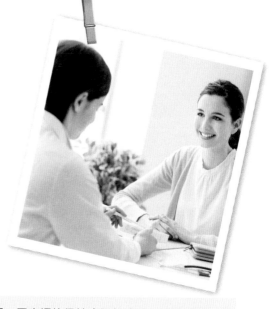

· 产褥期的护理及卫生指导

产褥期间母体容易发生感染和其他病理情况，做好产褥期的护理和保健是非常重要的。

1. 外阴的清洁卫生	每日应冲洗外阴。用产褥垫保持会阴部清洁，预防感染。如伤口肿胀疼痛，可用 75％的酒精纱布湿敷，还可用 0.01％~ 0.02％碘酒坐浴。
2. 注意个人卫生	每天用温热水漱口、刷牙、洗脚、擦澡。健康教育宣传母乳喂养的好处，母乳的成分优于牛奶。指导 0 ~ 4 个月新生儿母乳喂养。
3. 指导乳房护理及喂养	注意吸吮及喂养姿势是否正确，一般哺乳姿势应是母亲和婴儿体位舒适，母亲的身体与婴儿身体相贴近，母亲的脸应与婴儿脸相对，看着婴儿吃奶，预防婴儿脸部受压。开始哺乳前，用乳头刺激婴儿脸颊部，当婴儿张大口的一瞬间，母亲将乳头和部分乳晕放入婴儿口内，这样婴儿可大口吸进乳汁，促进乳汁分泌。
4. 产后回诊	产后 42 天内应到医院回诊，回诊包括全身、盆腔器官及哺乳情况等。

产后避孕法

产后的 6 个月之内，产妇的激素分泌还不稳定，子宫还没完全恢复，所以最好避孕，不要太快再次怀孕。以下提供几种产后的避孕方法。

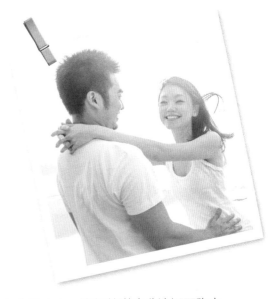

·保险套

保险套通常是男性避孕的时候使用的工具。保险套因其使用简便、价格低廉，还有预防感染等作用，所以被广泛使用。如果正确遵守使用方法，其避孕效果相当良好。特别是在产后的 6 个月之内，产妇的激素分泌还不稳定，子宫还没有完全恢复，所以伴侣使用保险套比较好，但是必须遵守保险套的使用原则。

·节育手术

节育手术是今后不再打算怀孕时实施的手术，包括输卵管结扎手术和输精管结扎手术。输精管结扎手术是指切除担任精子运输任务的输精管，输卵管结扎手术是结扎作为卵子出入通道的输卵管，阻止受精的避孕方法。此方法的避孕成功率很高，但在实施节育手术后想要再次怀孕时，必须经过复原手术，所以应慎重考虑。

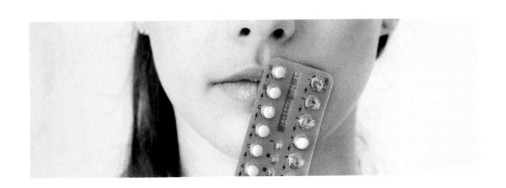

- 子宫内避孕器

    是指将缠有铜丝的小器具放入女性的子宫里面，防止受精卵着床的一种避孕方法。其优点是避孕效率高，可以长时间使用，但因为要放置在子宫内部，所以主要供有分娩经历的女性使用，在放置前还要向妇产科医生咨询后才能实施。若使用子宫内避孕器，那么可能在月经末期会持续少量出血或白带增多，而这种出血有可能跟月经一起排出体外，应定期进行检查。

- 口服避孕药

    口服避孕药以雌性荷尔蒙为主要原料，它在抑制排卵、维持子宫颈部黏液浓度防止精子通过的同时，还会降低输卵管肌肉的蠕动能力、抑制子宫内膜的增生，以此防止受精卵着床。服用方法是每天服用一粒，21天后停服7天，然后再开始服用，如果每天都在服用，避孕效果也很良好。但是，由于口服避孕药会减少乳汁的分泌，所以不适合母乳喂养中的产妇。有的口服避孕药还可能引发食欲不振和乳房疼痛等症状，所以应慎重选择。

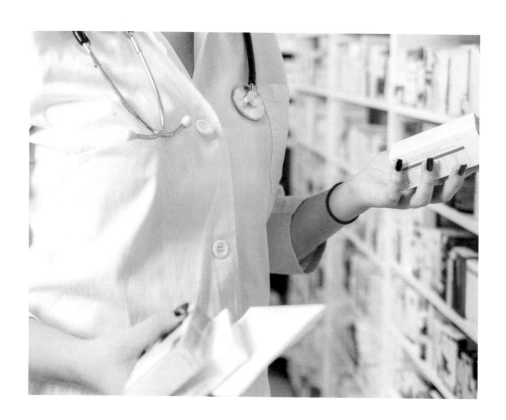

产后抑郁

部分妇女在生产后会产生一些情绪低落或心情不稳定的现象，以下将以浅显的方式简介产后忧郁症的可能原因、分类，帮助产妇正确认识产后抑郁症。

• 什么是产后抑郁症？

从生理上解释，母体在怀孕期间会分泌出许多保护胎儿成长的荷尔蒙，但在产后 72 小时之内逐渐消失，改为分泌供应母乳的他种荷尔蒙。在这段很短的期间内，母体内的荷尔蒙因此发生剧烈变化，而导致精神上种种不安，如头疼、轻微忧郁、无法入睡、容易掉发、手足无措等症状，这就是所谓的产后抑郁症。

产后抑郁症通常会在产后第 2 ~ 3 周开始，产后第 4 ~ 5 个月达到高峰，症状可持续 6~9 个月。产妇们会有忧郁症及神经衰弱的现象，心情低落、对许事都提不起兴趣、食欲减低、失眠、思考及注意力变差，有罪恶感、无助绝望感、虚弱无力感、身体不适、自我评价低。

症状的轻重视个人状况以及家庭的支持度而定。初产妇、个人过去曾有情感性精神病、产后沮丧或抑郁，皆是产后心理疾患容易发生的对象；此外，那些家中没有其他家人同住或得到较少家人支持的产妇，也必须要多多注意。

• 赶走忧郁的自我调适法

控制负面情绪，远离产后忧郁症，是产后女性必要的心理课题。放开心情，去迎接生活里的美满和幸福吧！

抑郁是女性的大敌

分娩后，许多妈妈开始担心，怕自己无法将宝宝照顾好，怕家人疼爱宝宝甚过疼爱自己，担忧自己无法恢复往日的青春美貌；或者因为宝宝太调皮而感觉筋疲力竭。这些焦虑都会影响到新手妈妈的心理，甚至对宝宝和家人都造成影响。

其实发现忧郁症后不要担忧和焦躁，因为只要方法得当，注意心理调节，80% 的忧郁症患者都能恢复健康。治疗忧郁症的方法很多，除了药物治疗，还要重视自我调节。首先，开始计划身材的锻炼，运动会提高人体快乐因素内啡肽的分泌，能有效抑制抑郁症；其次，在工作和生活中给自己设定目标，每当达成目标的时候就好好奖励自己，送给自己小礼物也是不错的选择。如果感到孤独不被理解，可以找亲人或朋友谈心、吃顿大餐、看看电影，改变自己不愉快的心情。如果以上方法都无法调适郁闷的心情，可以找专业人士进行心理咨询，他们可以提供药物的帮助，帮助你走出忧郁症的困扰。

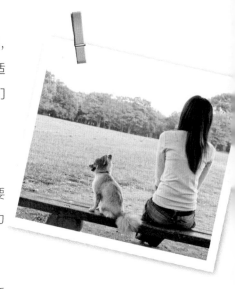

正确应对产后抑郁症

1. 第3日忧郁

通常发作于分娩的3天内，病情一般较轻，主要表现为沮丧、焦虑、失眠、食欲下降、易怒、注意力不集中等症状，但是持续一段时间后会自动缓解。

2. 内因性忧郁

一般发病于分娩后的2周内，表现为激动、低落、焦虑、无助、绝望、罪恶感，过分担心宝宝的养育问题，甚至会因为担心不能正常养育宝宝而伤害宝宝和自己。

3. 神经性忧郁

产妇以往有神经病史的情况，分娩后病情加重，身体不适，情绪变化较大，睡眠不安。

这三类产后抑郁症一般都在分娩后几周内发生，持续时间一般较短，但是危害可能较大，产后妈妈可能会做出伤害自己和家人的举动。所以家人和产妇自己都要正确认识产后忧郁症，并正确地应对。

TIPS　远离烟酒

酒精会让人体的中枢神经系统产生抑郁的感觉，而尼古丁则会加快心跳速度，加重人体对紧张不安、烦躁的感觉，所以最好远离烟酒，才能保证身心健康。

·有自信的妈妈最美

自信是一种状态，有自信的女人通常充满魅力，即使现今身材和容貌都不尽如人意，但是那种有自信的气质和魅力是无法抵挡的。

用自信对抗忧郁

也许照镜子的时候，你会感觉皮肤松弛、体态肥胖，感觉那些小斑点在脸上非常讨厌。以前的大美女如今变成黄脸婆、水桶腰，这是多么令人难过的事情。但是，请不要气馁，快打起精神来。俗话说，"没有丑女人，只有懒女人"，这句话是非常有道理的，你很快就能发现其中的奥秘！

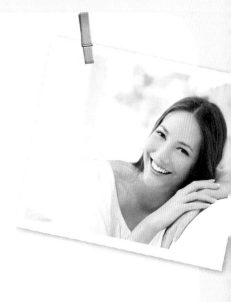

想要有自信该怎么做呢？首先是心态，平和的心态能让你心如止水；然后是自我提升，从饮食和运动下手，慢慢恢复往日的美丽，更有助于心态的修炼。

心态不可跟着变老

分娩后，孕妈妈就成了妈妈，年龄增长，也长了辈分。这种情况下，许多产后女性会出现这样的状态：刚刚做过的事情或说过的话，很快就忘记，经常莫名其妙地感到焦虑不安；留恋过去发生的事情，喜欢讲述过去的丰功伟绩，并常常感叹；觉得眼前的事情没有意思，提不起兴致，不喜欢与人交流，更喜欢一个人独处；不愿接受他人的帮助，喜欢搜集一些奇怪的小东西等。

如果这样的感受非常强烈，那么要注意，这可能是精神和心态变老发出的信号！如果不加以重视，很可能发展成病理性神经疾病，如精神疾病、忧郁症、精神分裂。在医学检查中，还会发现脑萎缩、脑波较慢等问题，心理测试中会发现智力降低和人格缺陷等状况。

所以，产后女性要重视心态的变化。时常保持乐观的情绪，感觉自己年轻；忘记自己身体的不适，忘记许多不愉快的事情；生活要有规律，早睡早起，一日三餐定时定量；还要多参与各种丰富的娱乐活动，避免胡思乱想。如果是上班族妈妈，一定要认真对待工作，圆满地完成工作会激发成就感，防止

TIPS　生活环境很重要

产后女性不仅要从心态上改变自己，采用合理的饮食结构、适当锻炼帮助自己充满自信，生活的环境如果温馨、美丽，也能提升幸福指数。

心态变老。和睦的家庭环境也很重要，让家人和你一起建立轻松愉快的家庭生活，这样就能给宝宝更好的照料。

自信需要老公的帮助

老公宜多多赞美生完宝宝的她，主动承担各种家事。还可以经常为妻子准备一桌她爱吃的大餐，或者为她准备一些小礼物，给她一些惊喜。这些都能帮助她重塑自信，重新焕发风情和魅力。

·不要忽略情绪的变化

分娩会加重情绪变化，进而引发产后忧郁症，所以帮助产后女性稳定情绪是一件很重要的事，千万不可轻忽。

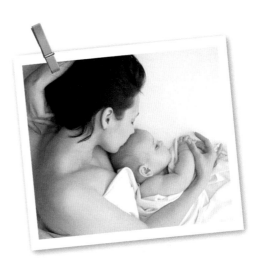

控制情绪的起伏

产后抑郁是情绪变化的升级版，所以情绪变化是绝对不可以忽视的。有些女性在产前就已经开始出现情绪不稳，那么分娩后会加重情绪变化，引发产后忧郁症，所以稳定情绪是很重要的。

产后1年内是女性情绪波动最强烈的时期，是产后女性发生精神疾病隐患的时期，这种状况会一直持续到第2年，所以产后1年之内都要重视产后妈妈的情绪变化。如果没有及时控制，会引发躁狂症、抑郁症等精神疾病。

甩开不良情绪和悲观心理

有一些不良的情绪就像警钟一样，一旦出现就要注意并控制。那么有哪些不良的情绪呢？又该怎么控制呢？下面介绍几种产后妈妈常见的不良情绪，在出现这些情绪时，妈妈要特别注意，如果自己无法控制情绪，就应该向身边的人寻求帮助。

1. 暴躁

一般人通常在某件事受到挫折的时候，会生气、发怒。发怒时，容易心跳增加、血管收缩、血压升高、呼吸急促，血液中葡萄糖含量增高。如此一来，很可能会做出不理智的行为，或是说出一些伤人的话语，进而后悔终生。如果在家中暴躁发怒，会对家人心灵造成伤害。所以要控制自己的情绪，保持平和、愉快和乐观。但是也要注意，如果实在难过，可以适当地发泄情绪，但千万不要时常动怒。

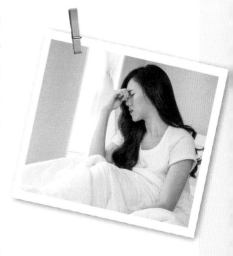

2. 焦虑

焦虑通常会造成心悸、呼吸急促、气闷、口干、冷汗、便秘或腹泻、尿频、头昏、头疼、发抖、肌肉紧绷、常年脖颈背痛、坐立不安、无法安静、疲倦、受惊、无力、注意力不集中、失眠、多梦、易醒、易怒等。由此可见，焦虑比暴躁更会让健康受到影响，千万不可以轻易忽略焦虑的情绪。

3. 狭隘

狭隘是宽容大度的反面。一旦受到这种情绪的影响，鸡毛蒜皮的陈年往事都会成为引发情绪变化的祸首。轻度的狭隘只是一种性格缺陷，而重度的狭隘则是性格障碍。狭隘会造成欲望低落、多疑、消沉、遇事不冷静、易激动，甚至产生轻生的念头。

产后女性如果出现狭隘的情绪，家人要先理解，切勿争执，多做正面引导。产后女性自己也要试着脱离这种情绪，思路要开阔广博，多和他人交流，并多到户外活动，呼吸新鲜空气。

TIPS **维生素的妙用**

一般情绪不稳、暴躁焦虑的人体内都缺乏B群维生素和维生素D。所以，产后女性宜补充不同成分的维生素B_2与维生素D，不但能有效缓解情绪不稳的症状，还可以改善身体不适的情况。

• 快乐才是妈妈的生活主题

很多妈妈觉得坐月子都是受罪，产后如何快乐坐月子，享受轻松愉悦的月子生活？如何让自己和宝贝在开心、愉悦中一起成长？

快乐可以治愈心理

当发生疾病的时候，许多人都认为是生理机能出现了某种问题。其实，不能忽略心理因素，心理上的疾病引发的不仅是精神状态的问题，还有生理上的双重疾病，所以快乐是一剂万能的灵药。

当事物遇到阻碍的时候，把它当成一道题目，排列出它的目的、目标、解决办法，然后处理，这样才能发挥出最大的创造能力。当然，你也会从中得到快乐。多鼓励自己，今天又是快乐的一天，那么今天就真的会得到快乐。

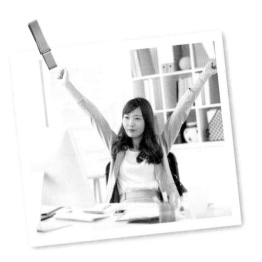

寻找生活中的乐子

产后女性除了照顾宝宝和家人，还想要实现自身的价值，经营自己的人生。在这种情况下，更应该保持积极向上的心态，才能创建最美好的生活，并开创属于自己的事业。

她们也知道，要追求快乐和美好，需要用自己的双手和精力去创造。该怎么让自己和家人都开心快乐，是她们最关注的事情。

首先，提前做好计划。晚上睡觉前，用漂亮的记事本帮自己规划第二天的行程安排，根据事情的轻重缓急做分类，并列举出处理的方式及妥善安排时间，这样会让你的生活井然有序，每一件事情都会完成得很漂亮。但是要记住，不要给自己安排太多事情，否则反而会增加压力，预留一些放松休息的时间。

要为生活添加小创意。发挥自己的想象力，自己 DIY 一些小物品，比如挂历、编织花篮、围巾、手绘布鞋和 T 恤等。要是愿意的话，还可以试着给宝宝做一件简单的小衣服，或者为家人准备餐点，都会很有意义哦！

然后，要记得放松自己的身体。每天的劳碌会让身体每一寸的肌肉都紧绷起来，久而久之就会酸、涨、痛。所以不时地放松自己的身体，做个伸展操，或者是产后瘦身操；也可淋浴或用精油泡澡，再做个按摩，你会觉得身体轻盈有活力，心情开朗又愉快。

给心灵也来个美容

缓解心灵压力，让压力不损害身体健康，可以给心灵做个排毒美容 SPA。

1 给态度抹点乐观
豁达乐观是一种能给我们增添勇气、信心的力量。它能减少对心灵的劣性刺激，坚持积极、自信和快乐。给态度抹点乐观，无论遇到什么情况都能微笑迎接，让内在充满力量。

2 给感情涂上宽容
宽容是沟通感情的重要因素，它可以消除人们之间的隔阂和心结。各种矛盾和烦恼遇到宽容，都能迎刃而解。

3 用哭泣做一个排毒
哭泣能宣泄心灵的苦闷、忧伤，能缓解紧张的情绪，消除心理负担。眼泪能够保护眼睛免受烟尘的侵害，还能消除皮肤皱纹，保持青春活力。帮心灵排毒的最好方法就是"哭泣"。

4 用倾诉洗涤心灵
倾诉是一种自我心理调节的方式。当郁积着哭闹和烦闷的时候，找个信任的人倾诉，能够化解心中的郁闷。倾诉后，他人的劝导和抚慰能洗涤心灵的暗尘，重新寻获人生的平衡和快乐。

5 用快乐做一个心灵面膜
快乐是一种健康的机能。它能调整各种有益激素的正常分泌，还能调节脑细胞的兴奋度和血液循环功能。快乐不仅能让沉重的心情变得轻松开朗，也能缩短和他人的距离，忘掉忧愁，增添幸福感。

打造美丽好心情

产后女性的快乐，其实多来自于宝宝和家人。所以和宝宝建立亲密的联系，在日常生活中找到让自己保持快乐的小招数，宝宝、家人和你都能拥有美丽的好心情。

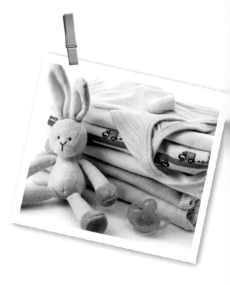

1. 搜集育儿信息

经常从电视、报刊、杂志上搜集育儿知识，并把它们分类，然后一一实践。你会发现，学习和照顾宝宝的过程能让你感到非常有趣。

2. 虚心求教

向专家寻求建议，或者是咨询非常有经验的育儿妈妈，有了她们的帮助，能让你在照顾宝宝的时候不会手忙脚乱，可以事半功倍，如此一来当然就有好心情。

3. 和老公一起计划宝宝的未来

在网上帮宝宝添置衣物，把宝宝打扮得漂亮可爱，这能让你们的心中充满憧憬，可以在照顾宝宝的过程中依照你们的能力为宝宝设计一个灵活多变的未来，这是一件多么美好的事情啊！

4. 创建温馨的家庭环境

快乐的心情让整个家庭的氛围都轻松起来，把压力挡在门外，让家人也都快乐轻松。他们能和你一起好好地照顾宝宝，烦心的事就能够迅速解决。

5. 好好休息

尽量和宝宝保持相同的作息时间，能够让你和宝宝都精力充沛，你也能活力充沛地应付这个小捣蛋！这些建议不仅提供参照，也可作为借鉴。如果自己能有更好的方法，不如和其他人一起分享你的好经验。

TIPS　要主动，不要被动

你们要记住，不要等负面心理出现以后，才开始改变心情。要化被动为主动，才能避免出现各种心理疾病。有些妈妈会消极地面对产后生活，不愿意做任何改变，这样很容易造成幽闭的心理。不如积极乐观面对，让自己开心的同时，与宝宝和家人也会相处得更愉快。

·学会自我减压，生活更轻松

压力过多就要学会减压，减压的方式各式各样，为产后女性带来多种选择，这些方式都能让你感到快乐。哪种减压方式最适合你呢？选择你感到最有趣味性的减压方式吧！

女性可能会遇到的压力

1."完美妈妈"的压力

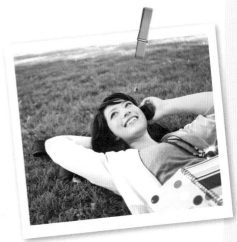

许多产后女性在生产前认为自己会成为一个完美的妈妈，能够好好地照顾宝宝，让宝宝吃得好、穿得暖，不会发生疾病。然而，事实往往让人失望，宝宝依然会发生疾病，大部分产后妈妈都会沮丧不已。其实，只要保持平和心境、生活平稳有规律，就是一个好母亲。

2."生理时钟"改变带来的压力

成为母亲以后，为了照顾宝宝，产后妈妈的生理时钟发生了巨大的变化，和宝宝同吃同睡，有时甚至日夜颠倒，这些都会造成压力，让产后妈妈身体和心理都发生改变。

3.伴侣关系调整的压力

以往甜蜜的两人世界多了一个小生命，你是妈妈，他是爸爸，角色就此转变，有的人并不能适应这种关系的转变。这种和伴侣关系转变的压力，会带来不良情绪的影响。其实，只要好好地调整关系，就能很快适应，并感受到其中的乐趣。

4.角色扮演的压力

产后女性升级为母亲后，要开始扮演许多角色，保姆、护士、厨师、管家、清洁工等，还要做女儿、妻子，对女性来说压力非常大。然而大部分女性往往想扮演好每个角色，那么就会受到多重压力的影响。

5.缺少自己时间的压力

产后女性要无时无刻地照顾宝宝，又要做家务，可以做自己想做的事的时间实在是少之又少。长久下来，会累积不满与疲劳，要多加注意。

寻找适合自己的减压方式

1. 和朋友相约聚会

妊娠和分娩让你远离朋友多久了？在合适的时间里，尽快和朋友们联络吧，和他们出去聚一聚，能让你快速地找回熟悉的生活。友情也能让你找回快乐，帮你分担压力和痛苦。

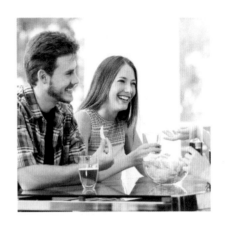

2. 重拾兴趣

你的兴趣是什么呢？绘画？唱歌？看书？运动？还是看电影呢？重拾这些爱好能开阔你的视野，让你焕发魅力和活力。

3. 扮演好自己的新角色

要记住，扮演新的角色并不全是负担，它也是一件非常美丽的事情，这些角色丰富了你的生命。试想一下，当你能够成功地为宝宝和家人准备一顿美食，家人们都亲切地称呼你为大厨师，这样的感觉是不是很好？要记住，在角色扮演的过程中，不要忽视了自我的价值，而是让它更能表现出你的价值，你会感觉到你是被家人所需要的母亲、妻子和女儿。

4. 处理好家庭三角关系

家庭的三角关系非常奇妙。当浪漫的两人世界结束，宝宝成为家庭的重心，重新调整自己的角色对每一个家庭成员来说都是很重要的。

首先，要合理地规划每个人的家庭职责，共同为宝宝担负起养育的责任。宝宝的衣食住行、宝宝的早期教育，每一件事都需要细心合理的规划，规划后分工合作，共同完成。当宝宝不缺吃穿、健康成长的时候，最开心的当然是爸爸妈妈了。其次，要重新为家庭做行程安排，曾经规划的旅游计划、购物计划和朋友的拜访安排都要取消，重新设计。原有的习惯被改变可能有些不适应，但是细腻有条理的计划、有条理的安排，能让你们感受到更多的快乐而不是麻烦哦！还有，要让夫妻的感情更融洽。爸爸不要为了宝宝冷落妈妈；妈妈也不能因为宝宝而冷淡爸爸，夫妻关系和亲子关系一样重要。三个人一起作伴，陪伴爸爸一起和宝宝玩耍，温馨的家庭环境能让家人更加开心。

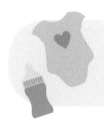

吃对月子餐，拥有好体质

　　分娩时的创伤、出血和频繁的子宫收缩，以及临产时竭尽全力的使劲，让产妇热量消耗很大，身体变得异常虚弱。如果产后不能及时补充足够的高质量营养，就会影响产妇的身体健康。同时，生产后还要承担起给新生儿哺乳的重任，产妇的营养状况会直接影响到宝宝的发育和成长，因此，必须重视产后的营养补充。本单元特别介绍产后各周的饮食重点及推荐食谱，并设计发乳和催乳的食谱，还有解缓各种产后不适的对症调养食谱，全方面照顾产后妈妈的饮食调理需求。

产后的饮食调养

　　产后身体虚弱，必须靠适当的饮食补充营养，且产妇的营养状况会直接影响到孩子的发育成长，因此必须对产后的营养予以足够的重视。

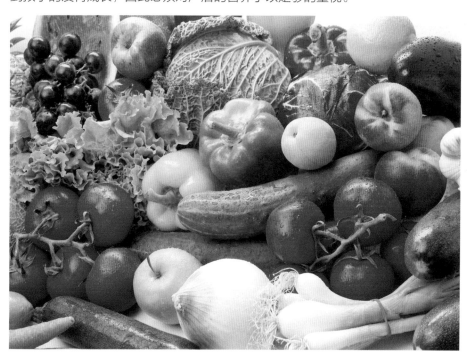

· **忌吃刺激性食物，多喝牛奶**

为了恢复体力和准备授乳、育儿，产妇应尽量趁早实行正常饮食，多吃营养价值高的食品。虽然每个人的情况不相同，但作为标准，以比怀孕前的饮食量增加 30% 左右为佳。不过要注意不可大量地摄取糖类，否则不仅容易发胖，而且会影响食欲，减少饭量，有时还会造成营养不良。产后要忌吃刺激性强的食物，如辣椒等。最好每日习惯喝 250 毫升牛奶，这样既可使身体快速恢复，还可以增加奶水量，使宝宝吃饱、吃好，也能使产妇的皮肤细致、光滑，增加魅力。

· **食物种类丰富多样化**

产后必须按时吃饭，每日应安排五餐。可参照妊娠期间的食谱，但要增加主食量，以满足身体恢复的需要。

食物种类要尽量丰富，经常变换菜色，使产妇觉得舒心、可口。

1	饭菜尽可能做到细、软一些，这样易于消化。
2	产妇应多食骨头汤、牛肉汤、羊肉汤等含钙质较多的食物，还应多吃利于乳汁分泌的食物，如鲈鱼汤、猪蹄汤、豆汤等。
3	要多食新鲜蔬菜以及蛋、肉类，这些食物内含有大量蛋白质、脂肪、维生素等，可以补充产后和哺乳期间身体所需的营养成分。

如果产妇是在夏日生产，可能会因为天气太过于炎热而不想喝热汤，甚至想要吃冰凉的食物。切记月子期间不可吃过于冰凉的饮食，性质过寒的食材也要避免，才不会在月子期间落下病根。

产后的饮食，因地域不同习惯也有所区别，但要求有足够的蛋白质、维生素和矿物质，以满足产妇身体恢复以及哺乳婴儿的需要却是相同的。产妇在饮食上切忌挑剔，应力求多样化。

· **不可单一食物摄取**

有些产妇在坐月子期间只吃鸡蛋，或一天吃七八个甚至十多个鸡蛋，这是不恰当的，会影响食欲或引起消化不良。要达到平衡营养的目的，就不能单一摄取一种食物。单一的食物营养并不全面，不能满足产妇的营养需要。

摒弃坐月子的旧观念

产妇坐月子是中国人的传统，在这期间，按照民间的说法，产妇有诸多的禁忌，而这些禁忌确有不科学的地方，此时新妈妈们应该更新这些观念，遵循健康饮食的科学观念，来进行产后的饮食调养。

以下均为坐月子的一些旧观念，希望引起产妇们足够的注意，应当摒弃。

• 多吃鸡蛋滋补身体

传统观点认为，新妈妈为了加强营养，坐月子期间，应该多吃鸡蛋来滋补身体的亏损，甚至把鸡蛋当成主食来吃。那么坐月子，鸡蛋吃多了，好不好呢？很多老人认为鸡蛋是滋补的食品，其中蛋白质含量高、脂肪含量低，适于月子里进食，所以一定要多吃鸡蛋，这样可以帮助新妈妈恢复元气。事实上，鸡蛋并不是吃得越多越好，因为产后胃肠道蠕动能力较差，胆汁排出也受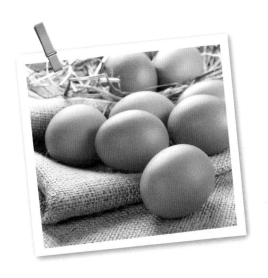影响，鸡蛋如果过量食用，身体不但吸收不了，还会影响胃肠道对其他食物的摄取，如果蛋白质在胃肠道内停留时间较长，还容易引起腹胀、便秘，所以要适量食用鸡蛋。

• 早喝汤，早出奶

有的妈妈非常重视母乳喂养，唯恐奶水不足饿坏了宝宝，分娩后就迫不及待地开始喝汤，以为这样可以促进乳汁分泌。喝汤没错，却有点操之过急，因为分娩后3日内，乳汁分泌并不十分多，乳腺管也没有完全通畅，如果大量喝汤水，刺激了乳汁分泌，就会全部堵在乳腺管里，容易引起乳腺炎。这时应该让宝宝把乳腺管全部吮吸通畅，再配合不油腻的汤汤水水，乳汁就会源源不断了。

·月子里绝对不能吃水果

　　长一辈的人会在月子里给产妇定下许多"规矩"，比如不能让产妇吃生冷食物就是其中一条，据说如果吃了以后会经常牙痛。其实，水果是补充维生素和矿物质的重要途径，特别是像维生素 C 这种水溶性维生素，当煮熟了以后基本就流失了，只能生吃才可以补充。分娩后的几天内产妇身体比较虚弱，胃肠道功能未恢复，可以不吃寒性的水果，如西瓜、梨，但过了这几天，水果还是一定要吃的，牙齿不好等口腔问题和水果不一定完全有关。

·火腿长伤口，产后要多吃

　　火腿一直被认为有促进伤口愈合的作用，所以也经常出现在产妇的食谱中。但是，伤口的愈合和优质蛋白有关，只要是含蛋白质丰富的食物都能促进伤口愈合，而火腿是腌制品，其中含有的大量食盐反而不利于伤口愈合，还会通过母乳加重宝宝的肾脏负担。另外，其所含大量的亚硝酸盐不仅影响产妇的健康，还会随着妈妈的乳汁对宝宝造成危害。

·产后吃素，恢复苗条

　　年轻妈妈们都很注意保持苗条的身材，所以宝宝还在腹中时，因怕宝宝营养不够拼命吃，等宝宝出生了就马上吃素，甚至不吃主食，恨不得马上恢复怀孕前的身材。其实，这两种做法都不对。怀孕时为了控制体重和宝宝的大小，并不能随便多吃；分娩后为了哺乳和自己的身体恢复，也不能少吃。而且刚生完孩子的

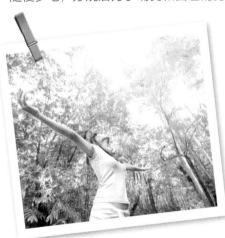

这段时间内对饮食的要求比怀孕期间还要高，每怀孕一次，分娩后的体重就会比原先增加 2.5 千克，这应该是正常的，不可能一下子瘦下来，吃素或不吃主食反而会使营养结构失衡，不利于产后身体的恢复和乳汁的分泌，进而影响宝宝的生长发育。

产后饮食的重要性

在产褥期，饮食调理是不能忽视的。由于孕妇生产需要耗费很大的体力，因此产后需好好地补充营养，并充分地休息，才能让身体快速复原到健康状态。

·补充足够的营养

此时新手妈咪处于调节自己的身体、提高身体免疫力的阶段，同时还要将体内的营养通过乳汁输送给宝宝，因此需要比怀孕时还多的营养，如果营养不足，很可能会影响宝宝的生长发育。

新手妈咪必须加强饮食调养，多吃一些营养丰富的食物，妥善安排膳食、补充充分的营养素，如高热能、高蛋白质、高维生素等，让妈妈补充营养的同时，也能让喝母乳的宝宝获得更均衡的营养。

·有利于身体早日康复

十月怀胎，分娩却只在一朝，作为产妇，不仅要忍受生产过程中的痛苦，还要承担体力上的巨大消耗，因此民间有"产后百节空"的说法。

尽快恢复健康是很重要的，但也是循序渐进的，不仅要补充足够的营养，还要根据消耗元气的程度、类型及不同的季节，适当地进行饮食调养，比如气虚则补气，血虚就补血。

·防治产后病

食疗既可补充妈妈和宝宝所需的各种营养，提高免疫力，增强抗病能力，预防疾病的发生，还可以防治各种产后病症，而且没有药物的不良影响。

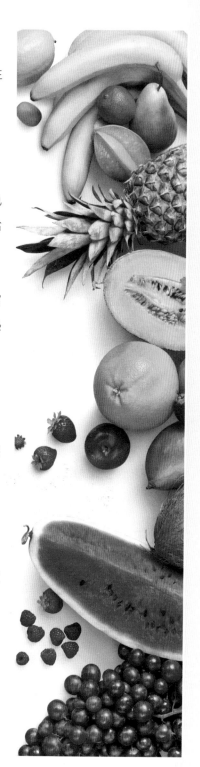

• 促进宝宝的生长发育

妥善的饮食调养，不仅对妈妈自身的健康有益，而且还有利于宝宝的生长发育。尤其是要哺乳的妈妈，营养状况明显地影响着宝宝的成长。如果妈妈的膳食营养质量很差，蛋白质、脂肪、维生素等含量低于供给量标准，使得乳汁成分变差，就不能满足婴儿的生长需要。

• 孕期患有疾病产妇的饮食注意事项

孕期患有贫血的产妇，分娩后症状往往会加重，此时应注意多摄取含铁量高的食物，也可适当地吃些补品。如果缺乏铁，会使产妇提早衰老。

孕期患有妊娠高血压综合征的产妇，产后要尽量控制盐分的摄取，使血压尽量地恢复正常，使浮肿和蛋白尿现象尽快得到改善。

TIPS 均衡饮食是不二法则

坐月子期间并不是只要吃肉、多喝汤就能补充足够的营养，应该均衡摄取各种营养素，才能让妈妈宝宝都健康。

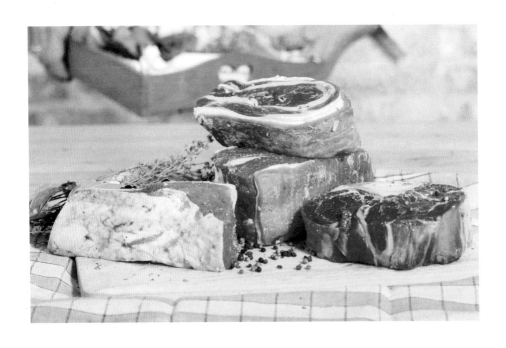

产后饮食禁忌

坐月子期间的饮食，除了要均衡之外，还有一些特别的禁忌以及错误观念，产后妈妈一定要知道，并小心避免。

·产后错误的饮食观念

关于坐月子期间的饮食，坊间有许多错误的说法和观念，以讹传讹之下，让大家信以为真。以下针对几个普遍较常见的月子饮食错误认知，一一作详细的解说，让产后妈妈不再被误导。

1. 饮食愈淡愈好	如产妇产后的前几天，饭菜内不要放盐。事实上，这样做只会适得其反，其实吃一些盐对产妇是有益处的。由于产后出大量的汗水，乳腺分泌旺盛，产妇体内容易缺水和盐，因此应适量补充。
2. 多吃鸡蛋	鸡蛋的营养丰富，也容易消化，适合产妇食用，但并不是吃得愈多就愈好。有些产妇吃太多，不但吸收不了，还会影响对其他食物的摄取，因此一般产后每天吃一两个鸡蛋就够了。
3. 忌口	不让产妇吃如牛肉、羊肉、鱼、虾类和其他腥膻之物，只吃一两样食物。其实，产后需要充足而丰富的营养素，主副食都应该多样化，仅吃一两样食物不能满足身体的需要，也不利于乳腺分泌乳汁。
4. 只吃母鸡不吃公鸡	分娩后体内的雌、孕激素降低，有利于乳汁形成。母鸡的卵巢和蛋衣中却含有一定量的雌激素，会减弱催乳素的功效，从而影响乳汁分泌。而公鸡的睾丸中含有雄激素，可以对抗雌激素，如果把公鸡清炖并连同睾丸一起吃，会促使乳汁分泌。而且，公鸡的脂肪较少，产妇吃了比较不容易发胖，有助于哺乳期保持较好的身材，也不容易发生腹泻。
5. 只喝汤，不吃肉	产褥期应该常喝一些鸡汤、排骨汤、鱼汤和猪蹄汤，以利于分泌乳汁，但同时也要吃一些肉类，肉比汤的营养更丰富。

·产后饮食 5 大忌

1.忌滋补过量	分娩后为了补充营养和充足的奶水，一般都重视产后的饮食滋补，但滋补过量容易导致肥胖。此外，营养过于丰盛必然会使奶水中的脂肪含量增多，即使婴儿胃肠能够吸收，也易造成肥胖，或易罹患扁平足一类的疾病；若婴儿消化能力较差，不能充分吸收，就会出现腹泻症状，造成营养不良。
2.忌马上节食	哺乳的产妇不可节食，产后所增加的体重主要为水分和脂肪，如果要哺乳，这些脂肪根本就不够。产妇还要多吃一些钙质丰富的食物，每天最少要吸收 2800 卡左右的热量。
3.忌长期喝红糖水	红糖既能补血，又能供应热量，是很好的补益佳品，但长期喝会对子宫的复原不利。因为产后恶露逐渐减少，子宫收缩也逐渐恢复正常，如果长期喝红糖水，红糖的活血作用会使恶露的血量增多。
4.忌喝高脂肪的浓汤	因为脂肪过量易影响食欲、体型，高脂肪也会增加乳汁的脂肪含量，使新生儿无法吸收而引起腹泻。因此，产妇宜喝些有营养的补汤，如鱼汤、蔬菜汤等，以满足对各种营养素的需求。
5.忌吃辛辣温燥食物	因为辛辣燥热的食物容易使产妇上火，出现口舌生疮、大便秘结或痔疮等症状，通过乳汁会使婴儿内热加重，因此饮食宜清淡。

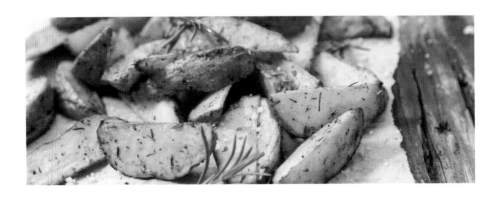

产褥期忌吃食物

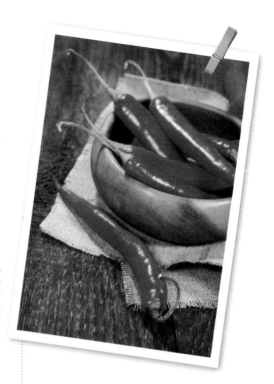

·辣椒

产妇忌食辛辣燥热及油炸之物，这些食品如辣椒、胡椒、茴香、韭菜、大蒜、酒类以及煎炸、烧烤之食物，可助内热，使产妇上火，加重口干、便秘或痔疮发作。

·咸鱼、腊肉

处于产褥期的女性由于身体康复的需要，要尽量吃清淡有营养的食物，过多的盐分会导致身体浮肿，不利于产妇的康复，因此应忌吃咸鱼、腊肉等过咸食品。

·咖啡

咖啡中含有咖啡因，常会造成人体失眠、兴奋、感觉迟钝、颤抖、呼吸急促等副作用，因此对产褥期需要大量休息的产妇来说，是不能常饮咖啡的。

·浓茶

茶水中含有鞣酸，它会与食物中的铁相结合，影响肠道对铁的吸收，促使产妇发生贫血。而且，茶水浓度愈高，鞣酸含量就愈高，对肠道吸收铁的影响也愈大。

·西瓜

西瓜性大寒，容易使人肠胃受损，进而影响消化吸收。产妇如果在恢复期食用西瓜，不仅难以吸收营养，而且也会影响乳汁的质量，使婴儿营养不良。

·生冷食品

生冷寒凉食物易损伤脾胃，影响消化功能，并易致瘀血滞留，会引起产后腹痛、产后恶露不绝等。

产后第 1 周饮食最重要

产后 1 周内，妈妈的身体还很虚弱，因此在饮食方面要特别注意，除了补充均衡的营养之外，也要考虑到食材的使用是否恰当。

·调理好产妇第 1 周的饮食

分娩使产妇体力耗尽，筋疲力尽的产妇需要充分地休息、调养。分娩当天的营养补充应进食具有补养和恢复体力作用的食物，如红糖姜汤，可益气、暖胃、助消化；酒酿，可祛寒、补充蛋白质、去恶露；红糖红枣汤，可补气血。还可吃小米粥、蒸鸡蛋羹等流质食物。一般 2 ~ 3 小时吃饭 1 次，饿了就吃。多补充液体和水分有助于促进发奶。

产后第 2 天可在前一天的基础上，加稠加量和增加品项。例如粥类之外可加少量的面条，增加易咀嚼的绿叶菜、瓜果类，鲜嫩的肉类如鱼、虾肉，补充蛋白质及膳食纤维素，预防便秘。在前两天饮食的基础上，产后第 3 天的用餐量可以逐渐增加，还可以多选用发奶的食物，如黑芝麻、花生及猪脚等。

产后第 4 ~ 5 天时，由于产妇体质的恢复，再加上要哺喂新生儿，产妇若感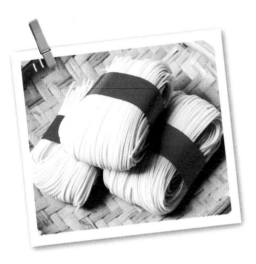到饥饿又不会胀气，可服牛奶。恢复原来食量的产妇，可加食好咀嚼、易消化的食物，如面条、小馄饨、小水饺、小豆包、花卷、包子、鱼片、猪肝等。

产后第 6 ~ 7 天开始可在前几天的基础上加食软饭、肉末菜粥、小面疙瘩、炒菜等。最好是少量多餐，避免一次吃得太饱，而不易消化。

• 剖宫产术后的饮食要求

剖宫产比正常分娩对营养的要求更高。因为手术需要麻醉和开腹，因此产后恢复也会比自然分娩者慢些。同时因手术刀口的疼痛，使食欲受到影响。手术后约24小时肠胃功能恢复后开始进食（以肠道排气作为开始进食的标志）。

要注意术后几天按要求给产妇做饭菜。术后第1天应先给予流食，每天以稀粥、米粉、藕粉、果汁、鱼汤、肉汤等流质食物为主，分6~8次给予。忌用牛奶、豆浆、蔗糖等易胀气食品，最好喝萝卜汤，既能促进肠胃蠕动，又能促使排气、通便、减少腹胀。

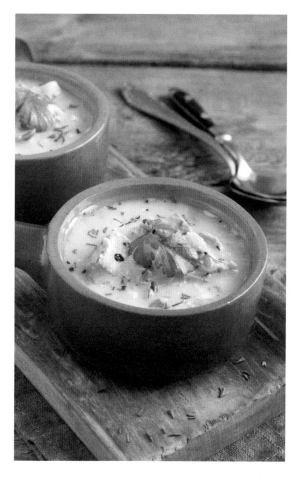

在术后的第2天，应吃些稀、软、烂为主的半流质食物，如肉末、肝泥、鱼肉、蛋羹、软面、稀饭等，每天吃4~5次，保证充足的摄取。如果个别产妇术后身体不适，又无食欲者，可多吃一两天半流质，再改为一般产妇饮食。

术后第3天根据情况可改为一般产妇饮食。每天应摄取足够的热量，注意补充蛋白质、各种维生素和微量元素。可选用主食350~400克，牛奶250~500毫升，肉类150~200克，鸡蛋适量，蔬菜、水果500~1000克，植物油30毫升左右。此吃法能够有效保证母乳妈妈和婴儿都摄取充足的营养。4天以后可逐渐吃普通饭菜，2周内仍要避免食用含有酒精或麻油的食物。

产后第 1 周月子饮食

产后第 1 周，妈妈身体的疼痛感渐渐消失，并且开始分泌母乳。除了妈妈本身需要充足的营养以恢复体力外，母乳喂养的妈妈更要注意补充均衡的饮食。

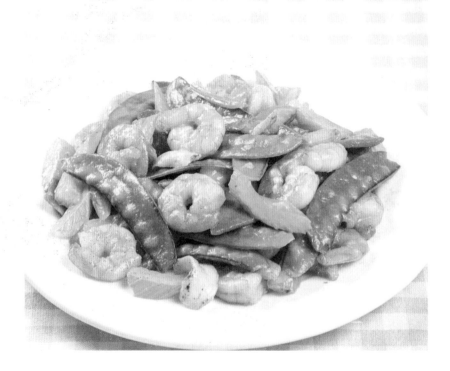

百合鲜蔬炒虾仁

材料： 虾仁 100 克，百合 10 克，西洋芹 50 克，胡萝卜 50 克，荷兰豆 50 克，蒜末适量。

调料： 蛋白 1 小匙，米酒 0.5 小匙，太白粉适量，盐适量，食用油适量。

Tips 产后妈妈容易便秘，因此要多多摄取含有膳食纤维的食物，这一道菜清淡，又含有多种维生素、矿物质和膳食纤维，很适合产后妈妈补充营养、调整肠胃。

做法：

1. 虾仁洗净去肠泥，加入蛋白、太白粉、米酒、盐拌匀，腌渍 10 分钟；西洋芹洗净，切斜刀片；胡萝卜洗净，切薄片；百合洗净，剥成片状；荷兰豆洗净，去蒂头。

2. 热油锅，爆香蒜末，放入西洋芹、荷兰豆、胡萝卜、虾仁拌炒均匀，再加入少许水、盐和百合拌炒一下，起锅前以太白粉水勾芡即完成。

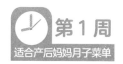
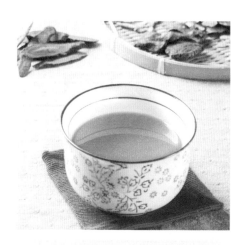

生化汤

材料： 炙甘草 10 克，川芎 10 克，当归 10 克，桃仁 10 克，炮姜 10 克。

做法：

1. 所有药材放在流动的水下冲洗 5 分钟。
2. 将药材用纱布袋包起来，放入砂锅中炼 2 次药汁。
3. 第一次将 3 碗炼成 1 碗，第二次将 2 碗炼成 1 碗，再将 2 碗合成 1 碗来喝。

Tips 有促进子宫收缩、镇痉止痛、安神、预防感染、清瘀血等作用。生化汤应适量饮用，服用过多可能会延长出血恶露时间，造成失血、贫血。

红枣薏仁百合汤

材料： 薏仁 80 克，红枣 10 颗，百合 15 克。
调料： 糖适量。

做法：

1. 将红枣与百合洗净，百合剥成片。
2. 薏仁洗净后浸泡一晚，加入适量水，以大火煮滚后，加一点糖调味，再转小火煮 1 小时。
3. 将红枣、百合放入锅内，用大火煮滚后，转中火继续煮半小时，加糖调味即可。

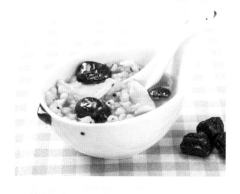

Tips 红枣是天然的补血佳品，能预防贫血；薏仁清热利湿、利小便；百合具有镇静、催眠的作用。这三种食材都很适合产后体虚的妈妈食用。

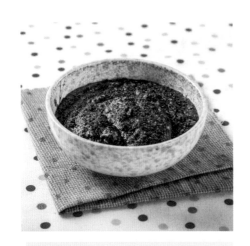

芝麻糊

材料：黑芝麻 120 克，白米 120 克。
调料：冰糖 150 克。

做法：

1. 将黑芝麻炒香后泡水 1 天。
2. 冰糖放入 1000 毫升的水中，加热煮至溶化。
3. 将黑芝麻和白米放入果汁机中，加 500 毫升水，打至无颗粒状。
4. 将芝麻浆放入加了冰糖的锅中，转中小火边倒边搅拌，煮至芝麻糊变浓稠即可。

Tips 黑芝麻含有大量的脂肪、蛋白质、糖类、维生素 A、维生素 E 和钙等营养的元素，可以促进新陈代谢。产后妈妈可以多吃黑芝麻，补充营养。

茯苓粥

材料：白米 0.5 杯，豆腐 50 克，红枣 10 颗，茯苓粉 1 大匙。
调料：冰糖 1 小匙。

做法：

1. 白米洗净，红枣洗净，用水泡开；豆腐洗净，切丁。
2. 内锅中放入白米、红枣和 500 毫升水，外锅倒入 1 杯水，按下开关，蒸至开关跳起，再焖 10 分钟，即为红枣白米粥。
3. 热锅，倒入煮好的红枣白米粥，放入豆腐、冰糖，煮至冰糖溶化，再加入茯苓粉，搅拌均匀即完成。

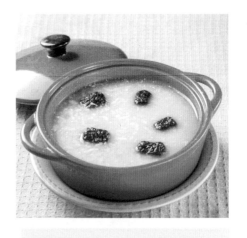

Tips 茯苓可利水渗湿、健脾安神，具有较强的利尿作用，还能预防新手妈咪罹患糖尿病。产后妈妈常有水肿及失眠的毛病，可以吃茯苓改善症状。

产后第 2 周月子饮食

产后第 2 周，妈妈的子宫慢慢恢复原状，母乳的分泌也较为稳定，但仍需注意饮食的均衡，让身体可以恢复得更快。

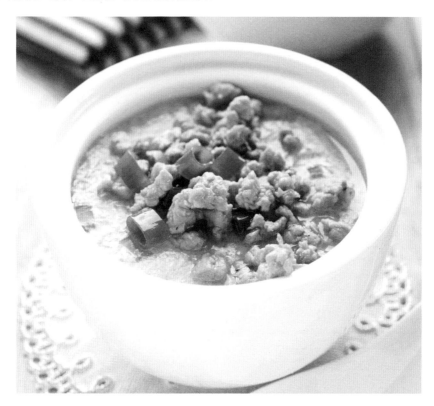

肉末蒸蛋

材料：猪绞肉 50 克，鸡蛋 2 颗，葱末适量。

调料：酱油、盐、太白粉水、食用油各适量。

做法：

1. 将鸡蛋放入碗中搅拌，加盐及太白粉水拌匀，再用筛网过滤，放入锅中蒸熟。

2. 热油锅，爆香葱末，放入肉末炒香，再加酱油、盐、水，用太白粉水勾芡，淋在蒸好的蛋上即可。

Tips 鸡蛋和猪肉有助于生精养血、生肌健体，有补益脏腑、催乳等作用。不过一天仍不宜吃太多鸡蛋，尤其是蛋黄，可能会有胆固醇过高的风险。

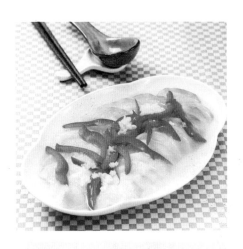

清蒸鸡汁丝瓜

材料： 丝瓜 200 克，鸡汤 100 毫升，红椒 50 克，蒜头 2 瓣。

调料： 盐 2 克，食用油 5 毫升。

做法：

1. 丝瓜洗净、去皮，切段，再切成片，放入碗中。
2. 将红椒洗净、去籽，切成丝，放在丝瓜上。
3. 再将大蒜切成末，撒在丝瓜与红椒丝上。
4. 菜肴撒上盐，接着淋上鸡汤和食用油。
5. 蒸锅加水烧开，将菜碗放入，猛火蒸 3 分钟即可。

Tips 丝瓜性属甘凉，具有清热消暑、止咳化痰、祛斑美白、凉血解毒、通经络、利血脉、下乳汁的作用。

芦笋煨冬瓜

材料： 冬瓜 230 克，芦笋 130 克，蒜末、葱花各少许。

调料： 盐、食用油各适量。

做法：

1. 芦笋用刀切段，冬瓜去瓤，切小块。
2. 锅中注水烧开，倒入食用油、冬瓜块、芦笋段，拌匀捞出。
3. 起油锅，放入蒜末爆香，倒入焯过水的材料，炒匀。
4. 加入盐、清水，煮至熟软，撒上葱花，盛出即可。

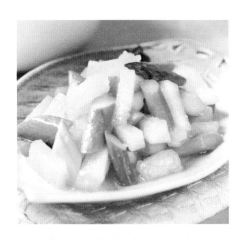

Tips 产妇多食用冬瓜，对产后出血过多、乳量不足、便秘有很好的辅助治疗作用。

糖醋排骨

材料： 排骨 500 克，青椒 1/4 个，黄椒 1/4 个，白芝麻适量。

调料： 糖 2 匙，醋 1 匙，米酒适量，番茄酱适量，酱油适量，太白粉适量，食用油适量。

做法：

1. 排骨放入碗中，加入米酒和酱油拌匀后，再加入太白粉腌渍一下。起油锅，将排骨炸至金黄色，捞出备用。

2. 将甜椒及青椒洗净后切块。

3. 将番茄酱、糖、醋、酱油、水调成酱汁，将酱汁倒入锅中，放入排骨、青椒和甜椒，拌炒均匀。

4. 盛盘后，再洒上白芝麻即可。

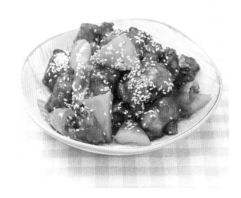

Tips 酸甜可口的一道菜，除了含有多种维生素和矿物质，容易消化，排骨所含的蛋白质也能补充产后妈妈的营养，更能预防产后忧郁。

娃娃菜萝卜汤

材料： 娃娃菜 200 克，胡萝卜 80 克，豆腐 200 克，香菜末 10 克，葱段 20 克。

调料： 食用油 5 毫升，盐 2 克。

做法：

1. 将娃娃菜、豆腐、去皮胡萝卜、洗净，切长条，焯烫后捞出备用。

2. 起油锅烧至五成热，先放入葱段爆香，再倒入 500 毫升水，接着将胡萝卜、豆腐放入锅中一起煮。

3. 以大火煮开后，再加入娃娃菜。

4. 待再次煮开后，转小火煮至胡萝卜熟透，再加入盐和香菜末即可。

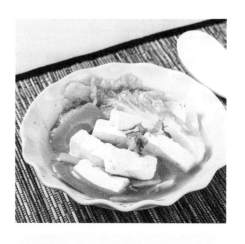

Tips 娃娃菜富含维生素 A、维生素 C、B 族维生素、钾、硒等营养素，其中异硫氰酸盐有着抗肿瘤活性的作用。

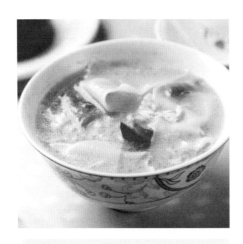

Tips 西红柿有消炎的作用，能够缓解和预防乳腺炎。

西红柿面片汤

材料： 西红柿 90 克，馄饨皮 100 克，鸡蛋 1 个，姜片、葱段各少许。

调料： 盐 2 克，食用油适量。

做法：

1. 将备好的馄饨皮沿对角线切开，制成生面片，洗好的西红柿切小瓣。

2. 把鸡蛋打入碗中搅散，调成蛋液，待用。

3. 用油起锅，放入姜片、葱段爆香，拣出姜、葱；倒入西红柿、清水，煮至汤水沸腾，倒入生面片，拌匀，煮至食材熟透。

4. 倒入蛋液，拌至液面浮现蛋花，加盐，拌匀调味，盛出煮好的面片，装在碗中即可。

青木瓜炖鱼

材料： 青木瓜 1/4 颗，鲈鱼 1 条。

调料： 盐适量。

做法：

1. 将青木瓜洗净、去皮、切块，鲈鱼洗净、切块。

2. 把青木瓜放入水中熬成汤，先转大火煮滚，再转小火炖煮半小时。

3. 等青木瓜煮软，再将鲈鱼放入汤中一起煮熟，加盐调味即可起锅。

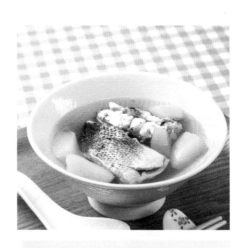

Tips 青木瓜营养丰富，是常见的丰胸食物，有健胃、助消化、滋补催奶的作用，而且木瓜中的凝乳酶有通乳作用，乳汁缺乏的妈妈经常食用能增加乳汁。

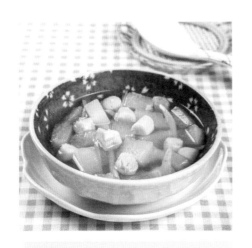

干贝冬瓜汤

材料：冬瓜 100 克，干贝 30 克，姜丝 10 克，鸡汤适量。

调料：盐适量。

做法：

1. 将干贝洗净，倒入热水，盖上碗盖闷 30 分钟。

2. 冬瓜洗净去皮去籽，切块。

3. 鸡汤倒入锅内，加入冬瓜、姜丝和盐，盖上锅盖，焖煮至冬瓜熟烂，将干贝和干贝汤汁倒入锅内，煮滚即可。

Tips 传统的坐月子方式认为产后体虚，因此不让产妇吃偏寒性的冬瓜，而现代科学认为适当吃冬瓜对产妇有减肥和消肿的功效，还能提高奶水质量。

核桃枸杞紫米粥

材料：核桃仁 60 克，紫米 30 克，枸杞 10 克。

调料：红糖适量。

做法：

1. 将核桃仁、枸杞和紫米洗净，紫米泡水 1~2 小时。

2. 全部食材放入锅熬煮，加入适量的水，转中小火熬煮 40 分钟，最后加红糖调味即可。

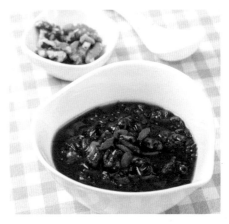

Tips 紫米含有较多的微量元素，对妇女产前、产后的滋补都很合适；还含丰富铁质，具有补血暖身的功效，对产后贫血的妈妈来说是很好的补血品。

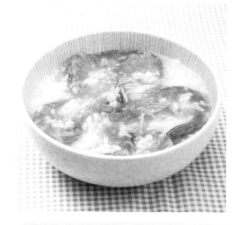

大虾粥

材料： 大虾 100 克，白米饭 1 碗，葱花
适量。

调料： 米酒适量，太白粉适量，盐适量，
胡椒粉适量。

做法：

1. 大虾去壳开背，挑出肠泥，放入碗中，
加入太白粉、米酒和盐，拌匀上浆。

2. 米饭放入适量开水中，煮成粥，加盐
和裹好浆的虾肉，煮滚后，洒上葱花、
胡椒粉即可。

Tips 虾富含钙质，具有补肾益气、强
身健体的作用，可补充钙的需求。妈妈
在产后要多补充钙质，才不会有骨质疏
松、齿根松动等问题出现。

黑豆蜜茶

材料： 黑豆 50 克。
调料： 蜂蜜适量。

做法：

1. 将黑豆泡水静置一晚备用。

2. 将黑豆放入锅中，加适量蜂蜜和水煮至
沸腾，约煮 45 分钟，待颜色变深，关火
滤掉豆渣，冷却后放入冰箱冷藏，即可饮用。

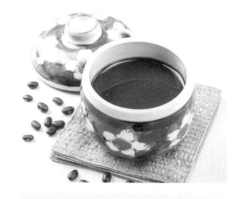

Tips 黑豆营养丰富又好吃，产妇多吃
黑豆，可以增进食欲、促进肠胃消化、
减轻身体水肿的现象、补充蛋白质、增
强抵抗力，好处多多。

产后第 3 周月子饮食

产后第 3 周，妈妈分娩的伤口已经愈合得差不多了，恶露也消失，在饮食方面没有太多的禁忌，但仍要以清淡为主。

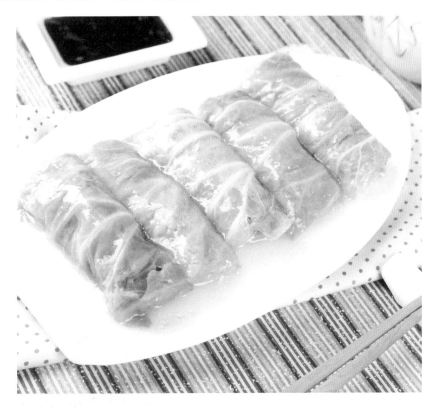

蒸肉末白菜卷

Tips 白菜富含维生素C，可增加机体对感染的抵抗力，还含有丰富的膳食纤维，可增强妈妈肠胃的蠕动。

材料： 白菜叶、瘦肉末各 100 克，蛋液 30 毫升，葱花、姜末各 3 克。

调料： 盐、胡椒粉、干淀粉、料酒、水淀粉、食用油各适量。

做法：

1. 瘦肉加入料酒、姜末、葱花、盐、蛋液、胡椒粉、食用油、干淀粉，拌匀，制成肉馅。
2. 锅中注水烧开，放入白菜叶，断生后捞出。
3. 将肉馅放入菜中卷成肉卷，放蒸盘中，蒸至熟。
4. 锅置旺火上，加入清水、盐、水淀粉、食用油，调成稠汁，盛出，将稠汁浇在蒸熟的菜肴上即可。

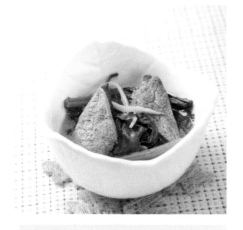

Tips 芝麻油可帮助细胞分裂和延缓老化，促进胆固醇代谢，有助血管畅通，加速子宫收缩，促进恶露代谢。猪肝富含铁，可改善贫血。

麻油猪肝汤

材料：猪肝 100 克，菠菜 30 克，姜丝适量。

调料：芝麻油适量，米酒适量，盐适量，糖适量。

做法：

1. 猪肝洗净切片，菠菜洗净切段。

2. 锅内放入芝麻油，将生姜丝爆香，再放入猪肝，快炒 1 分钟，加入水、盐、糖和米酒，再放入菠菜，待菠菜煮熟即可。

大枣枸杞蒸猪肝

材料：猪肝 200 克，大枣 6 颗，枸杞 10 克，葱花 3 克，姜丝 5 克。

调料：盐、生抽、料酒、干淀粉、食用油各适量。

做法：

1. 将大枣切开，去除果核，猪肝切片。

2. 猪肝加入料酒、生抽、盐、姜丝、干淀粉、食用油，拌匀，腌渍约 10 分钟。

3. 取蒸盘，放入猪肝、大枣、枸杞，摆好造型。

4. 备好电蒸锅，烧开水后放入蒸盘，蒸约 10 分钟，至食材熟透，取出蒸盘，趁热撒上葱花即可。

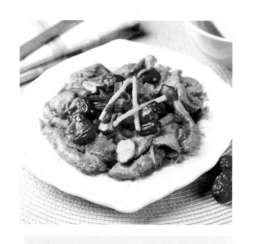

Tips 这道菜有利于补充乳汁中的营养素，妈妈和宝宝都可以补充矿物质和维生素 A。

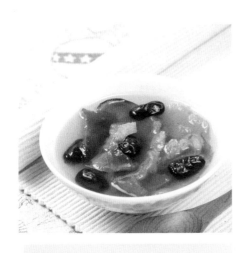

黑木耳红枣汤

材料：黑木耳 30 克，红枣 10 颗。
调料：盐适量。

做法：

1. 将黑木耳洗净，切成小方块，红枣去核。
2. 将所有食材放入锅内，加适量水，炖煮半小时，起锅前加盐调味即可。

Tips 黑木耳富含铁，能养血驻颜，使肌肤红润，可治缺铁性贫血。红枣可以补气，其甜味与黑木耳搭配，让这一道汤品喝起来香甜顺口，又滋补身体。

腐竹玉米猪肝粥

材料：鲜腐竹 50 克，玉米粒 30 克，猪肝 150 克，白米粥 1 碗。
调料：胡椒粉适量，盐适量，米酒适量，食用油适量。

做法：

1. 将腐竹洗净切段。
2. 猪肝切薄片，放入油锅和姜丝拌炒，再加米酒去腥。
3. 放入腐竹、玉米粒，再加米粥和水，煮滚后，加盐和胡椒粉调味即可。

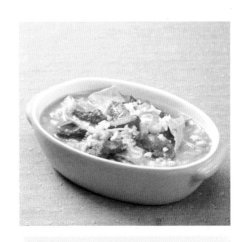

Tips 猪肝含有丰富的铁质，可治疗产后贫血，想要吃到滑嫩的猪肝，切记不可烹调太久。腐竹需先以冷水浸泡，泡开后使用，若用热水泡发易碎。

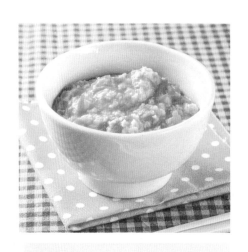

胡萝卜小米粥

材料：胡萝卜 1 根，小米 30 克。
调料：盐少许。

做法：

1. 胡萝卜洗净，切丝备用。
2. 将胡萝卜丝和小米熬煮成粥，起锅前加盐调味即可。

Tips 小米和胡萝卜敖煮的粥品，天然好入口的甜味，有益脾开胃、补虚明目、补充营养、提高睡眠质量等作用，特别适合冬春季时生产的产妇食用。

杜仲饮

材料：杜仲 40 克。

做法：

1. 杜仲放在流动的水下冲洗 5 分钟。
2. 将洗好的杜仲放入 1000 毫升水中，开火煮至 500 毫升，约煮 20 分钟，即可饮用。

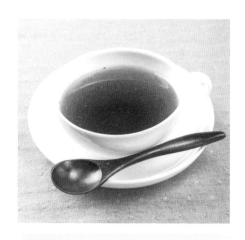

Tips 杜仲可改善产妇肾虚型腰背酸痛、下肢酸软无力等症状。杜仲买回家后，一定要放在流动的水下冲洗 5 分钟以上，才能除去药材上多余的杂质。

产后第4周月子饮食

产后第4周,妈妈的耻骨和性器官已经恢复正常,但仍要注意日常的清洁与保养,饮食方面也是以清淡营养的食物为主。

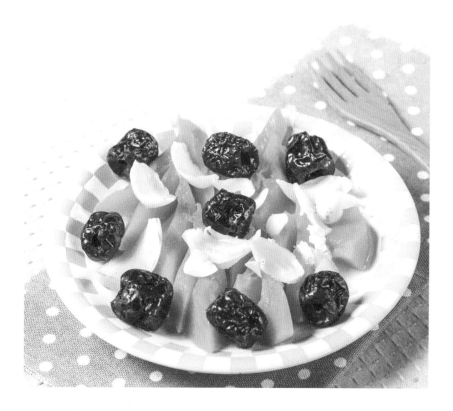

南瓜蒸百合

Tips 百合可以清心安神,但里头所含的钾元素较高,肾脏功能不佳者需注意摄取量。百合受到潮湿较易腐烂,所以买回来后应放置于阴凉处。

材料: 南瓜100克,百合10克,红枣8颗。

调料: 糖1大匙。

做法:

1. 南瓜去皮去籽,切块,放在蒸盘上,红枣泡软。

2. 百合洗净,去掉褐色部分,洒在南瓜上,再放入红枣,均匀撒上糖。

3. 将蒸盘放入蒸锅,大火蒸熟,再转小火继续蒸约15分钟即可。

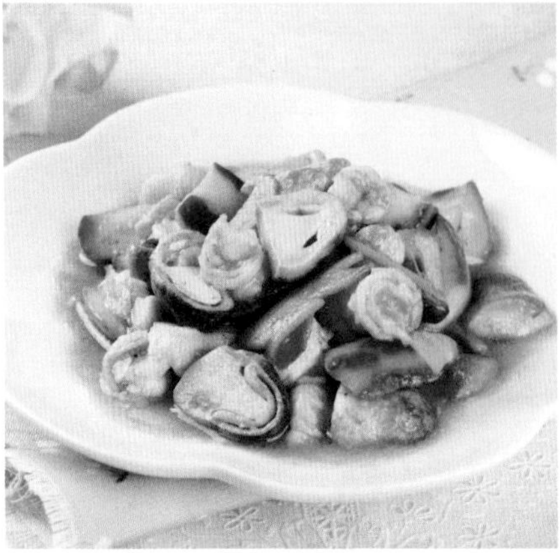

草菇丝瓜蒸虾球

材料： 丝瓜 130 克，草菇、虾仁各 90 克，胡萝卜片、姜片、葱段各少许。

调料： 盐、蚝油、料酒、水淀粉、食用油各适量。

做法：

1. 草菇切成小块，去皮的丝瓜切成小段，虾仁由背部切开，去除虾线，加盐、水淀粉、食用油，拌匀，腌渍约 10 分钟至入味。
2. 草菇焯水后捞出。
3. 用油起锅，放入胡萝卜片、姜片、葱段，爆香。
4. 倒入虾仁炒熟，淋入料酒，倒入丝瓜、草菇，炒至熟软，加入水、蚝油、盐、水淀粉，炒熟，盛出炒好的菜肴即可。

Tips 这道菜能够起到催乳的作用，妈妈可以补充矿物质，宝宝可以补充大量的膳食纤维。

虾仁腰果

材料： 虾仁 70 克，腰果 30 克，鸡蛋 1 颗，葱花适量。

调料： 米酒适量，盐适量，太白粉水适量，芝麻油、食用油各适量。

做法：

1. 将虾仁洗净，挑出肠泥，加入盐、蛋白、米酒、太白粉水拌匀，腌片刻。
2. 虾仁滑入热油锅中，片刻后捞出，沥油备用。
3. 锅内放少许油，加入葱花，放入虾仁、盐、米酒、腰果拌炒，最后淋上芝麻油即可。

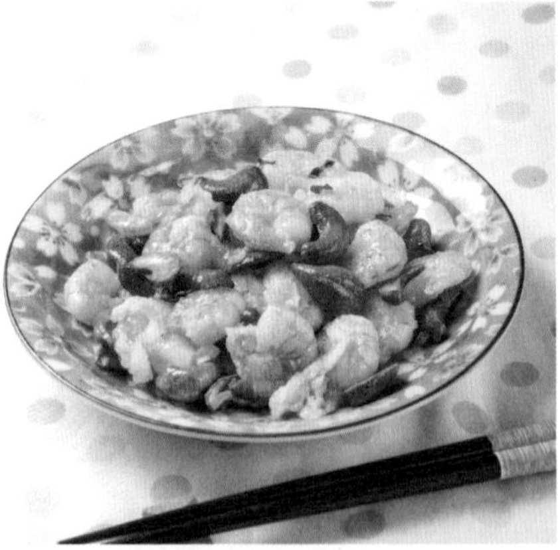

Tips 虾容易引起过敏，过敏体质的妈妈需留意。虾背上的虾线是虾尚未排完的废物，所以在食用虾前应先把虾线处理干净。

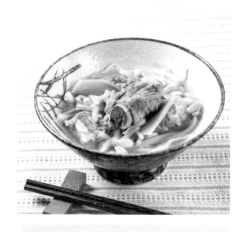

黄豆芽炖排骨

材料： 排骨 250 克，黄豆芽 100 克，姜片
适量。

调料： 胡椒粉适量，盐适量。

做法：

1. 黄豆芽洗净，排骨汆烫，去血水。

2. 排骨加水炖煮，放入姜片，煮 30 分钟，
至排骨软烂，再放入黄豆芽和胡椒粉，起
锅前加盐调味即可。

> **Tips** 春天是 B 族维生素缺乏症的多发
> 季节，常容易患口角炎，多吃些黄豆芽
> 可以有效防治 B 族维生素缺乏症。一寸
> 左右的黄豆芽养身效果最佳。

黄芪鸡汤

材料： 鸡肉块 550 克，陈皮、黄芪、桂皮
各适量，姜片、葱段各少许。

调料： 盐 2 克，料酒 7 毫升。

做法：

1. 锅中注入清水烧开，放入鸡肉块，拌匀，
汆一会儿，淋上 3 毫升料酒，去除血
水，捞出，沥干水分。

2. 砂锅中注水烧热，放入黄芪、姜片、葱段、
桂皮、陈皮、鸡肉块、4 毫升料酒，拌匀。

3. 盖上盖，大火烧开后改小火煮约 55 分钟，
至食材熟透。

4. 揭开盖，加盐拌匀调味，略煮，至汤汁
入味，盛出，装在碗中即可。

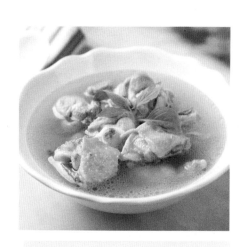

> **Tips** 这款汤有助于气血运行和胞宫余
> 浊的排出，妈妈可以补充蛋白质和脂肪。

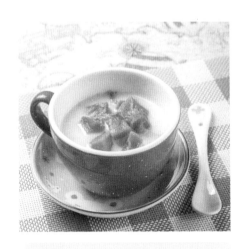

木瓜牛奶露

材料： 木瓜半颗，鲜奶 200 毫升，椰汁 200 毫升。

调料： 糖适量，玉米粉适量。

做法：

1. 木瓜去皮、去核、切小块。
2. 锅中注水，加糖，煮滚，放入木瓜，再加入鲜奶、椰汁，转小火煮滚。
3. 加入玉米粉水，煮至稠状即可。

Tips 产后妇女可以食用木瓜牛奶帮助乳汁分泌，但需注意木瓜中含有植物性荷尔蒙，青木瓜对胎儿尤其不利，所以应尽量少吃。

猪肝炒饭

材料： 猪肝 150 克，白米饭 1 碗，黑豆适量，姜丝适量。

调料： 米酒适量，胡椒粉适量，盐适量，糖适量，淡色酱油适量。

做法：

1. 黑豆洗净，泡软；猪肝洗净，切片，加入糖和淡色酱油腌一下。
2. 热油锅，放入猪肝微煎，取出备用。
3. 锅底留油，爆香生姜丝，加入米饭炒匀，再放入盐、黑豆、胡椒粉、猪肝续炒 1 分钟，加入少许米酒即可。

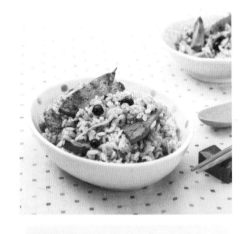

Tips 猪肝富含丰富的蛋白质、维生素 A、B 族维生素、铁、钙、磷等营养素，对于贫血、病患、孕育、生产完坐月子妇女都是极具营养价值的食材。

产后第 5 周月子饮食

产后第 5 周，妈妈的身材慢慢恢复原状，可以开始积极地瘦身，但有在哺喂母乳的妈妈仍要注意营养的摄取。

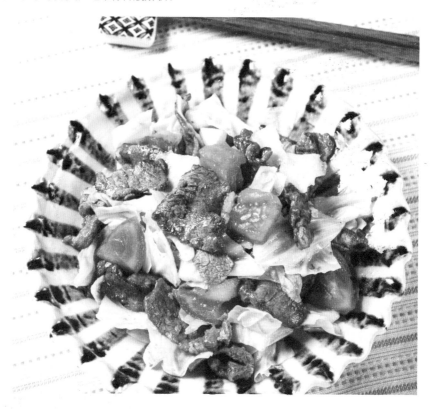

西红柿高丽菜牛肉

Tips 这一道菜能补充维生素和矿物质，增强体内抗氧化物质。在烹调牛肉时，建议以炒、焖、煎的方式来保持住原有的维生素及矿物质。

材料： 牛肉片 120 克，西红柿 100 克，高丽菜 100 克。

调料： 米酒适量，盐适量，太白粉、食用油各适量。

做法：

1. 牛肉洗净，加盐、油、米酒及太白粉拌匀，腌 5 分钟；西红柿洗净，切小块；高丽菜洗净，切片。
2. 热油锅，牛肉放入锅中，炒至六分熟，起锅备用。
3. 另起油锅，放入西红柿与高丽菜炒熟，再放入牛肉及米酒，炒匀即可。

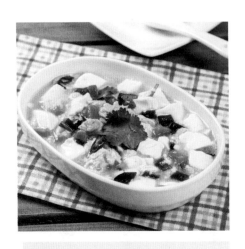

三鲜焖豆腐

材料： 里脊、豆腐各 150 克，胡萝卜、木
　　　 耳各 50 克，香菜、葱末、姜末各
　　　 10 克，鸡蛋 1 个。

调料： 盐 3 克，芝麻油 5 毫升，食用油适量。

做法：

1. 豆腐切丁，用盐水煮开，再泡入凉盐水
中；里脊、胡萝卜、木耳均切丁。

2. 热油锅，爆香葱末、姜末，放里脊丁、
胡萝卜和木耳翻炒，加清水及豆腐丁。

3. 大火煮开后转小火炖 15 分钟，加盐调味。

4. 打入鸡蛋，炒匀，淋上芝麻油，撒上香
菜即可。

Tips 豆腐营养丰富，含有铁、钙和丰
富的优质蛋白，有增加营养、帮助消化、
增进食欲的功效。

香炒猪肝

材料： 新鲜猪肝 200 克，青椒 40 克，红椒
　　　 40 克，生姜 3 片，蒜片少许。

调料： 食用油 5 毫升，盐 3 克，酱油 5 毫升。

做法：

1. 将猪肝切成薄片。

2. 将青椒与红椒洗净、剖开，去籽后切成适
当大小的片状。

3. 锅内注油加热，爆香姜片、蒜片，倒入青、
红椒片，中火炒出香味。

4. 放入猪肝，加盐与酱油提味，大火快炒后
起锅即可。

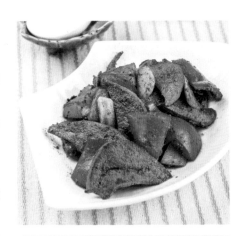

Tips 青椒富含 B 族维生素、维生素 C
和胡萝卜素，具有促进消化、加快脂肪
代谢的功效。

黄芪猪肝汤

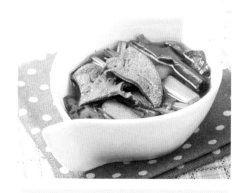

Tips 猪肝补血，黄芪补气，对于产后妈妈来说是再好不过的滋补汤品。如果产后妈妈有频尿、消化不良的现象，可以食用黄芪，能改善症状。

材料：猪肝 60 克，菠菜 50 克，当归 4 克，黄芪 5 克，生地黄 5 克，葱白段适量，姜片适量。

调料：米酒 70 毫升，芝麻油适量，盐适量。

做法：

1. 当归、黄芪、生地黄洗净，放入纱布袋中，加 3 碗水、葱和姜，转大火熬煮 30 分钟，药汁备用。

2. 菠菜洗净，切段备用。

3. 将纱布袋取出，放入盐和菠菜煮滚，再放入猪肝，加米酒和芝麻油调味即可。

海带猪脚汤

材料：猪脚 1 只，干海带 100 克，枸杞适量，葱白段适量，姜片适量。

调料：米酒 70 毫升，盐适量。

做法：

1. 将猪脚剁成大块，海带泡水，备用。

2. 猪脚放入加盐的水中汆烫，捞出沥干。

3. 锅中的水煮滚后，放入葱、姜片及海带，再将猪脚放入，加盐、米酒及枸杞，盖上锅盖，焖煮 20~30 分钟即可。

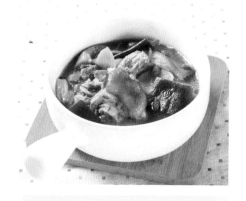

Tips 海带有利水消肿、收缩子宫、镇定神经的功效，能帮助子宫剥离面尽快减少出血，避免产后发生抑郁情绪。

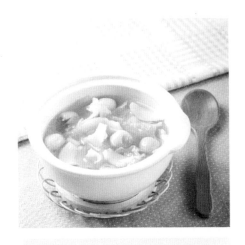

莲子百合炖银耳

材料：银耳 20 克，莲子适量，百合适量。
调料：冰糖适量。

做法：

1. 将银耳泡盐水 30 分钟，百合泡温水 2 小时，莲子泡水一晚。
2. 将银耳去蒂切碎，和莲子一起放进锅中，加水煮滚，再转小火熬煮 20 分钟。
3. 将百合洗净，剥成瓣状，直接放进炖盅。
4. 将煮好的银耳莲子汤倒入炖盅，加适量冰糖，盖上锅盖，续煮半小时即可。

Tips 莲子可促进凝血，使某些酶活化，维持神经传导性、肌肉的伸缩性和心跳的节律、毛细血管的渗透压、体内酸碱平衡，具有安神养心作用。

小米桂圆粥

材料：小米 1 杯，桂圆肉 40 克。
调料：红糖适量。

做法：

1. 将小米洗净，加入 5 杯水煮成粥。
2. 粥即将煮熟时，把桂圆肉剥散放入，续煮 10 分钟，加入适量红糖调味即可。

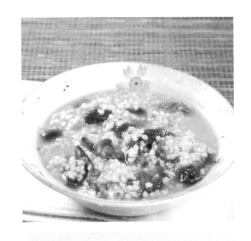

Tips 桂圆具有补血安神、健脑益智、补养心脾等功效，可以缓和产后妈妈的忧郁心情。淘洗小米忌用热水和手搓，也不宜长时间浸泡。

产后第 6 周月子饮食

产后第 6 周，妈妈的子宫已经完全恢复原状，有的妈妈会继续当全职妈妈，有的妈妈则开始准备回到职场工作。

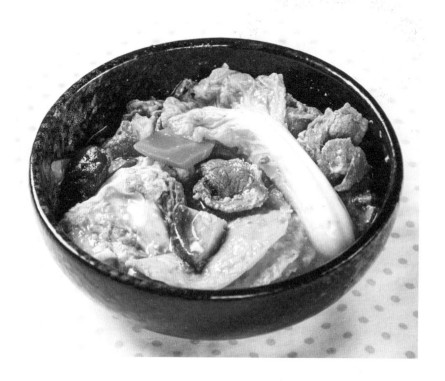

寿喜烧

Tips 娃娃菜味道甘甜，价格比普通白菜略高，营养价值和大白菜差不多，富含维生素和硒，叶绿素含量较高，具有丰富的营养成分。

材料： 牛肉 100 克，豆腐、娃娃菜各 80 克，芋头块 30 克，胡萝卜片、蛋饺各 50 克，鲜香菇 25 克，葱段适量。

调料： 糖、盐、日式酱油、食用油各适量。

做法：

1. 将娃娃菜洗净，对剖，生香菇 1 开 4，豆腐切厚片。
2. 热油锅，爆香葱段，放入香菇、芋头、胡萝卜、娃娃菜与少量水。
3. 将日式酱油、糖放入碗中，调成酱汁，备用。
4. 将炒好的食材倒入砂锅中，加入酱汁，汤汁滚时，放入蛋饺、豆腐及牛肉片，待汤再次滚时即可起锅。

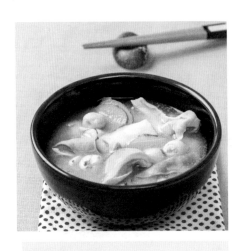

莲子炖猪肚

材料： 猪肚 80 克，去心莲子 15 克，山药 10 克，姜片 3 片，葱段 10 克。

调料： 盐 3 克。

做法：

1. 莲子放入温开水中泡 30 分钟，备用。

2. 猪肚洗净，放入沸水中煮至软烂，捞出后冲洗，再切成条。

3. 放入猪肚条、葱段、姜片、山药、莲子，小火炖约 40 分钟。

4. 最后再放入盐调味即可。

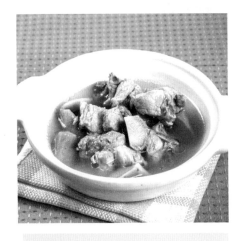

牛蒡排骨汤

材料： 牛蒡半根，排骨 150 克，香菇 5 朵。

调料： 醋适量，盐适量。

做法：

1. 排骨洗净切块，汆烫去血水。

2. 砂锅中的水煮滚后，放入排骨，以大火煮滚后转小火续煮 1.5 小时。

3. 牛蒡去皮，切滚刀块，泡到醋水中，防止变色。

4. 牛蒡和香菇都放入砂锅中，续煮半小时，加少许盐调味即可。

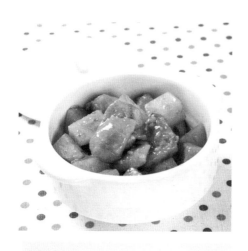

Tips 南瓜富含铁、钴元素，具有较强的补血作用，还含有大量的维生素，远超过绿色蔬菜，可以说是产后妈妈的最佳美容食品。

土豆南瓜炖鸡肉

材料： 鸡肉 200 克，南瓜 100 克，土豆 70 克，姜末适量，蒜末适量。

调料： 太白粉适量，酱油适量，糖适量，盐适量，食用油适量。

做法：

1. 土豆切块，南瓜去皮切块，鸡肉切块放入碗中，加少量的太白粉和盐腌 5 分钟。
2. 热油锅，爆香姜末、蒜末，下鸡肉炒匀。
3. 放入南瓜、土豆，再加盐、糖、酱油和水，煮至南瓜软烂即可。

虾仁炒韭黄

材料： 韭黄 150 克，剥壳鲜虾 100 克，葱白段适量，葱花适量，姜片适量。

调料： 米酒适量，盐适量，芝麻油、食用油各适量。

做法：

1. 韭黄洗净，切段。
2. 热油锅，将葱白和生姜片爆香，放入虾及米酒，翻炒至虾熟透，放入韭黄、葱花和盐，淋上芝麻油即可。

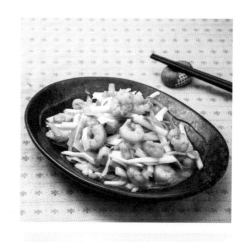

Tips 韭黄又名黄韭、韭白，是韭菜的软化栽培品种，因不见阳光而呈黄白色，其营养价值要逊于韭菜，但比较软嫩，容易吞食，适合牙口不好的产妇食用。

鲜虾粥

材料：基围虾 200 克，水发大米 300 克，姜丝少许，葱花少许。

调料：料酒 4 毫升，盐 2 克，胡椒粉 2 克，食用油少许。

做法：

1. 处理好的虾切去虾须，切开背部去除虾线。

2. 砂锅中注水烧热，倒入大米，煮 20 分钟至熟软。

3. 加入油、虾、姜丝、盐、料酒、胡椒粉，搅匀调味。

4. 持续搅拌片刻，盛出，撒上葱花即可。

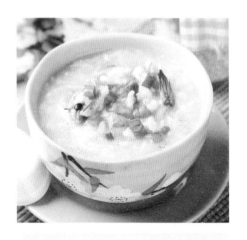

Tips 这款粥能促进妈妈身体顺利恢复，并为宝宝提供优质母乳。

核桃蜂蜜豆浆

材料：核桃 30 克，黄豆 50 克，豆浆适量。

调料：蜂蜜 5 克。

做法：

1. 核桃切碎，黄豆用清水浸泡 4~8 小时，洗净。

2. 将黄豆、核桃和豆浆倒入果汁机中，加水搅匀。

3. 煮滚取出放凉，加入适量蜂蜜饮用，增添口感。

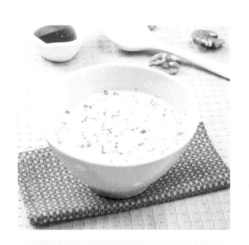

Tips 市售包装的核桃，请于使用前清洗，去除不必要的调味。豆浆被誉为"植物性牛奶"，其中的氨基酸成分比较接近完全蛋白质，属于优质蛋白质。

授乳妈妈的营养调理

哺喂母乳的妈妈所需的营养比一般妈妈更多，因此要特别注意是否有摄取足够的营养素，可以提供给自身的恢复所需及宝宝的发育。

· 哺乳期的饮食调理

1 少量多餐，减轻肠胃负担

孕妇生产后，身体十分虚弱，食欲也不佳。因此，建议采取餐次增加、分量减少的方式，以减轻肠胃负担，同时也有利于营养的吸收。

2 饮食清淡，增加消化道吸收

产后初期的饮食以清淡、稀薄为宜。所谓清淡，并非指完全不放盐等调味料，而是视产妇身体状况而定。例如产妇若有水肿现象，应减少盐以及酱油的摄取量；至于葱、姜、蒜、辣椒等辛辣物，若摄取得宜，则有利于血液循环，可将生产时残留在体内的瘀血排出，同时又能增进食欲，故不需要过于限制。

3 补充水分，促进母体复原

产妇在分娩过程中流失了大量水分和血液，因此水分的补充十分重要。利用薄粥、鲜美的汤汁给予产妇充分的营养与水分，不仅可以促进母体的康复，又能增加乳汁的分泌量。

4 均衡营养，为健康加分

产后身体是否能够恢复往日的健康与窈窕，就要看饮食是否均衡了。有的人坐月子除了吃鸡还是鸡，吃得胃口尽失。

事实上，除了摄取适宜的肉类之外，还要搭配蛋、海鲜和蔬菜。至于鱼虾等海鲜，不仅热量低，所含的蛋白质质量又较一般肉类优质，是产后绝佳的营养来源。蔬果的好处则是在于含有多种丰富的矿物质和维生素，是肉类所不及的，产妇不妨多吃；而其所富含的膳食纤维亦可帮助胃肠蠕动，使排便通畅。饮食适量且均衡，不仅可以为健康加分，更可为身材加分。

5 药膳调理，改善体质

将中药与食物结合起来的药膳，不但可以改善体质，更具有滋补养生之效。利用中药的药效，让产妇的筋脉气血得到最适当的调养，甚至能将罹患很久的顽疾慢慢调理好。

· 哺乳期的营养摄取

一般情况下，产后妈咪每天分泌乳汁 850 ~ 1200 毫升，消耗母体蛋白质 10 ~ 15 克。考虑到摄取蛋白质在体内的转换和利用效率，每天应从食物中多补充 20 ~ 30 克蛋白质。

哺乳期膳食应尽量做到食材种类多种、搭配完善、摄取量充足。如果水分摄取不足时，会直接影响乳汁的分泌量。因此，除了每天正常饮水外，还应多吃流质食物，如鸡、鸭、鱼、肉汤以及豆浆。这样不但可以摄取大量水分，还获得了丰富的蛋白质、脂肪、矿物质等。

另外，需要适量添加补充剂。维生素 B_{12} 对宝宝的脑部发育十分关键，但几乎只能通过动物类食物摄取，素菜中很难补充到，因此营养师会建议每日补充维生素 B_{12} 或维生素 D 的补充剂。

如果摄入的含维生素 D 类食物不够多（如牛奶和麦片、谷物等），且平时太阳晒得不够多，则需要额外补充维生素 D。宝宝需要通过维生素 D 来吸收钙和磷，缺乏维生素 D 可能造成佝偻病以及骨质疏松。

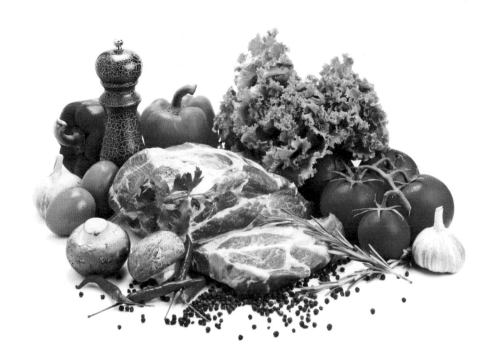

授乳妈妈的饮食重点

在哺乳期间是不适合减肥的，饮食上需增加蛋白质，进而减少油脂的摄取，所以哺乳期间饮食原则应以不油腻、无刺激的食物为主。

· 热量摄取要比之前多 400 ~ 500 卡

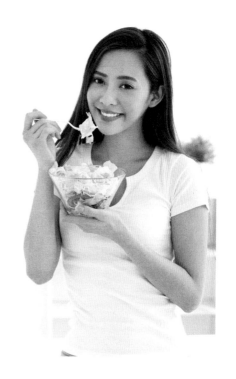

哺乳期乳汁分泌量每日平均为 800 毫升。考虑到哺育婴儿的操劳及母乳基础代谢的增加，建议母亲应每日比正常女性增加热能的摄取。衡量母亲摄取热能是否充足，应以泌乳量与母亲体重为依据。若在哺乳后婴儿有满足感，能安静睡眠，在哺乳后 3 ~ 4 小时内无烦躁现象，且生长发育良好的，表示乳汁质量适当。母亲若有哺乳，热量要比之前多 400 ~ 500 卡，别因为产后 6 周后体重没减轻而一下子减少热量的摄取量，这样子快速溶解身体脂肪，释放的毒性化学物质和代谢的副产品——酮，可能会经由母乳而对宝宝有害。

· 脂肪能提供较多的热量，并促进乳汁分泌

脂肪能提供较多的热量，且新生儿的生长发育也要求乳汁中有充足的脂肪。必需脂肪酸可促进乳汁的分泌，乳汁中的必需脂肪酸对婴儿中枢神经系统的发育和脂溶性维生素的吸收都有促进作用。母乳的脂肪含量在一天当中和每次哺乳期间均有变化，当每次哺乳临近结束时，乳中脂肪含量较高，有利于控制婴儿的食欲。营养专家建议产后妈咪每日饮食脂肪供给量应以其能量占总热能的 20% ~ 25% 为宜。

•矿物质和微量元素的摄取

母乳中的钙含量较稳定，一般为340毫克/升。当饮食摄取钙不足时不会影响乳汁的分泌量，但可能消耗母体的钙贮存量，母体骨骼中的钙将被动用以维持乳汁中钙含量的恒定。因此，喂母乳的妈妈应增加钙的摄取量，可以多吃一些含钙的食物，像是奶酪、牛奶、小鱼干、海带、紫菜等，都是不错的钙质来源。可以尽量从不同的食物中摄取钙质，除了比较不容易吃腻之外，也可以摄取更均衡的营养。

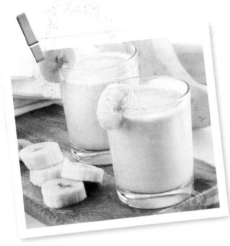

由于铁不能通过乳腺输送到乳汁，因此母乳中铁含量极少，仅为0.5毫克/升。每日由乳汁中流失的铁总量为0.3～0.4毫克，由于饮食中铁的吸收率仅为10%左右，因此每日从饮食中额外增加的供给量至少应在4毫克以上。喂母乳的妈妈每日饮食铁供给量应由一般女性的18毫克增至28毫克。

•蛋白质摄取不足会影响泌乳量

蛋白质摄取量的多寡，对乳汁分泌的数量和质量的影响最为明显。若饮食蛋白质的生理价值不高，则转变为乳汁蛋白质的效率将更低。因此，除了满足母体正常需要量之外，每日需额外补充20～30克蛋白质，以确保乳汁中蛋白质的含量充足。有研究证实，母亲蛋白质营养不良对泌乳量会产生影响。

•补充足量的维生素

脂溶性维生素——维生素A的摄取量会影响乳汁中维生素A的含量，因为维生素A可以少量通过乳腺进入乳汁，尤其是产后2周内的初乳富含维生素A。通过饮食补充维生素A可提高乳汁中维生素A的含量数倍，但饮食中维生素A转移到乳汁中的数量有一定的限度，因此产后妈咪的供给量应比一般女性多400毫克。维生素 D 几乎不能通过乳腺，母乳中维生素 D 含量较低，故婴儿要及时添加补充剂或多晒太阳。

多数水溶性维生素可通过乳腺进入乳汁，但乳腺可控制调节其含量，当乳汁中含量达一定程度即不再增加。产后妈咪每日饮食维生素 C 的供给量为 100 毫克，较一般女性增加 40 毫克。不论产后妈咪的营养状况如何，补充维生素 B_1 与 B_2 转变为乳汁维生素 B_1 与 B_2 的有效率仅为 50%，故应增加饮食中的供给量。推荐产后妈咪每日维生素 B_1 和维生素 B_2 的供给量均为 2.1 毫克，较一般女性约增加 1 毫克。

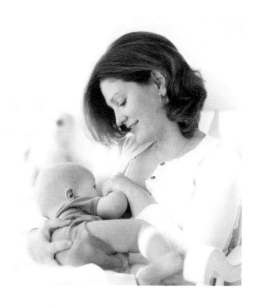

·产后缺乳饮食原则

产后缺乳在治疗方面应该尽量消除病因，并针对临床特点进行相对应的饮食安排。

1	对于气血虚弱的产妇应以补虚为原则，要鼓励适当地增进饮食，多选有益气、补血作用的食物。
2	对于肝气瘀滞的产妇，需要劝说宽慰，使其精神安定、心情开朗，多选具有理气、活血化瘀、生乳、通乳功能的食物，膳食以清淡为原则。
3	尽量不选用低热量、低蛋白和维生素、铁、钙含量少的食品，应保证产妇每天摄取的热量不少于 1000 卡，蛋白质不少于 30 克，脂肪不少于 50 克，钙不少于 2 克。

· 产后缺乳膳食宜忌

多吃具有催乳作用及使乳汁增多的食物，如由薏米、小米等制作的粥类，小麦粉制作的流质面食，及芝麻、红豆、绿豆、木瓜、冬瓜、丝瓜、山药、莲子、菌菇、猕猴桃、苹果、无花果、花生仁、银耳、猪蹄、猪肝、虾、牛奶等。

· 哺乳期的用药指南

哺乳期能否用药一直是许多人关注的问题。目前，医学研究已经证实了某些药物能通过乳汁进入婴儿体内，对宝宝会造成不良影响。因此，哺乳期用药分为禁用药和慎用药两大类。禁用药是指已经证实会给宝宝带来危害的药物；慎用药是指可能对宝宝有损害或损害不严重的药物。

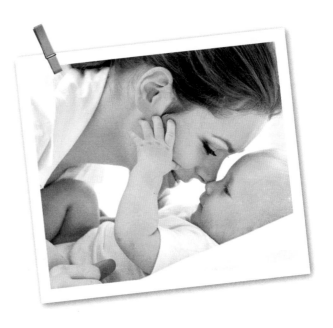

新手妈咪如果在哺乳期使用了这两类药物，应该立即停止哺乳。即使是哺乳期可以使用的药物，也要对症、适时、适量应用。

如果必须用药，即使是安全的药物，也应该在哺乳 30 分钟后再服用，即在下次哺乳前 4 小时用药。如果是乳头涂抹的外用药，容易被宝宝吞服，因此用药后必须在喂奶前清洗乳头。

当哺乳期的女性服用药物时，通常只考虑药物对乳汁分泌量的影响，对婴儿的影响考虑得较少，或者根本就不知道哪些药物对婴儿会有影响。实际上很多药物可通过乳汁进入婴儿体内，进而对婴儿产生很大的影响。尽管某些药物进入乳汁的浓度成分很低，但对于抵抗力差的婴儿来说，造成的损害可能是很大的，甚至会对孩子产生一辈子的影响。因此哺乳期用药一定要谨慎小心，或是尽量避免用药。

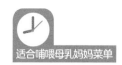

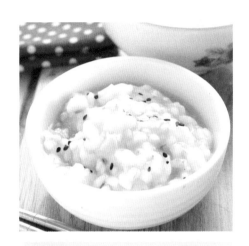

黑芝麻糙米粥

材料：糙米粥 1 碗，黑芝麻适量。
调料：红糖适量。

做法：

锅中加水，放入糙米粥，煮滚后转小火，放入黑芝麻续煮 5 分钟，加红糖调味即可。

Tips 黑芝麻糙米粥能补血通乳，很适合产后贫血又缺乳的妈妈食用，还可以帮助排出宿便，使体态轻盈又不失营养，是很好的保健养生粥品。

鲈鱼汤

材料：鲈鱼 1 条，黄豆 50 克，姜片适量。
调料：盐适量，胡椒粉适量，八角适量，食用油适量。

做法：

1. 鲈鱼去鳞和内脏，洗净后在背上切花刀。
2. 热油锅，放入鲈鱼、姜片略煎，倒入清水煮滚，再加八角、黄豆；鱼煮熟后，加入盐、胡椒粉调味即可。

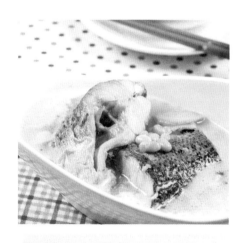

Tips 鲈鱼适用于胎动不安、缺乳等症状，是一种既补身又不会造成营养过剩而导致肥胖的营养食物，更是健身补血、健脾益气的佳品。

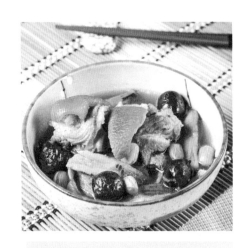

红枣猪脚花生汤

材料： 猪脚 1 只，花生 100 克，红枣 6
　　　　个，当归、黄芪各少许。

调料： 米酒 30 毫升，盐少许。

做法：

1. 将猪脚切块，放入加了盐的滚水中，汆
　 烫去除杂质。
2. 冷水浸泡花生 4 小时，入锅煮至软烂。
3. 取砂锅，将红枣、猪脚、花生、当归、
　 黄芪放入热水中，加米酒至盖过食材，待
　 汤滚，盖上锅盖，慢炖 1 个半小时至猪脚
　 和花生熟软，加盐调味即可。

Tips 这道汤品益气补血，促进身体恢
复，适合产妇产后催乳和补充蛋白质，
手术者可加入苦茶油为拌炒材料，可不
加酒，再视伤口愈合情况调整。

木瓜排骨花生汤

材料： 排骨 200 克，青木瓜半颗，花生
　　　　50 克，红枣 10 颗。

调料： 盐适量。

做法：

1. 木瓜去皮去籽，切块。
2. 排骨汆烫后，放入锅中，加入红枣、木
　 瓜、花生及水，煮滚后以小火炖 45 分钟，
　 加盐调味即可。

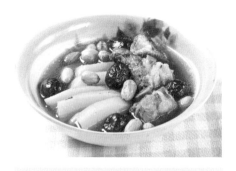

Tips 排骨可提供人体生理活动需要的
脂肪、蛋白质，尤其富含钙质，可维护
骨骼健康生长，并有益精补血的功用，
搭配青木瓜熬成汤，可帮助分泌乳汁。

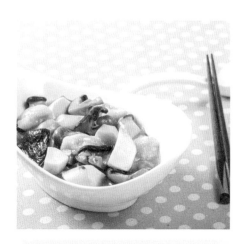

Tips 新鲜的菇类含多醣体，搭配清热去燥的丝瓜一起烹调，除了能帮助乳汁分泌外，还可消炎、促进伤口恢复，对产后妈妈很有帮助。

三菇烩丝瓜

材料： 丝瓜 150 克，鸡腿菇 50 克，香菇 50 克，草菇 50 克，葱末适量，蒜片适量。

调料： 太白粉水适量，芝麻油适量，糖适量，胡椒粉适量，盐适量，食用油适量。

做法：

1. 丝瓜去皮切块，香菇泡温水 1 开 4，草菇 1 开 2，杏鲍菇切滚刀块备用。

2. 热油锅，将蒜片、葱末爆香，再放入鸡腿菇、香菇、草菇、清水拌炒。

3. 放入丝瓜块，待水煮滚后，加盐、糖、胡椒粉调味，盖上锅盖，焖煮 5~10 分钟。

4. 洒上葱末，用太白粉水勾芡，淋上芝麻油，拌炒均匀后完成。

大虾炖豆腐

材料： 大虾 150 克，豆腐 150 克，葱段适量，葱花适量，姜片适量。

调料： 胡椒粉适量，米酒适量，盐适量。

做法：

1. 将大虾去须洗净并开背，豆腐切块状，葱洗净切段，青葱洗净切末。

2. 滚水中加盐和米酒，将虾和豆腐汆烫。

3. 滚水中放入大虾、豆腐、米酒、姜片、葱段，以大火炖煮，再加盐调味。

4. 捞去葱和生姜，洒上胡椒粉、葱花即可。

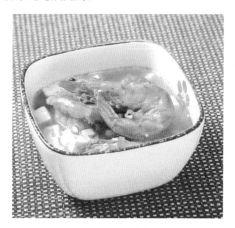

Tips 虾含有磷、钙，肉质松软，易消化，能帮助体虚妈妈产后补养身体。且海鲜对于妈妈发奶、催奶有不错的功效，也可换成其他的海鲜。

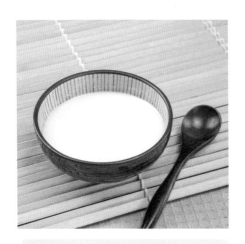

杏仁奶露

材料：去膜杏仁 200 克，鲜奶 150 毫升。
调料：白砂糖 80 克。

做法：

1. 将杏仁泡水半日后沥干备用。

2. 将泡过水的杏仁和鲜奶放入果汁机，并加适量水打成汁，滤渣备用。

3. 取汁液放入锅中用小火煮滚，再放入白砂糖煮至均匀溶解即可。

> **Tips** 杏仁可帮助产后妈妈发奶，也有帮助恢复精神、补养滋润的功效。但要特别注意在煮的时候，一定要记得不停地搅动，以免沾锅底烧焦，而有苦味。

哺乳茶

材料：王不留行 5 克，干木瓜 10 克，川芎 5 克，通草 5 克，当归 5 克，枸杞适量，红枣适量。
调料：水 1000 毫升。

做法：

1. 将所有药材放在流动的水下冲洗 5 分钟。

2. 将药材用纱布袋包起来，放入砂锅中，加 1000 毫升水，煮滚后盖上锅盖，约煮 30 分钟，至药汁剩下 1/2 的分量，倒出药汁，即可饮用。

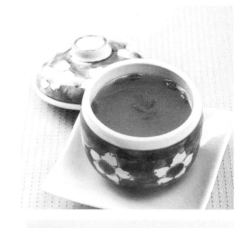

> **Tips** 哺乳茶可以预防乳腺阻塞，畅通乳腺，有助于乳汁的分泌，适合缺乳以及乳腺不畅的产妇饮用。哺乳茶的配方有很多种，妈妈可以搭配适合自己的。

产后常见症状的食疗

产后身体元气受损，机能变弱，再加上分娩的疲劳造成抵抗力下降，产妇要格外注意身体的补养。本单元特别收录产后常见症状食疗与饮食原则，舒缓产后不适的症状。

• 产后出血的饮食原则

产妇分娩时，随着胎盘的娩出，一般都有一定量的出血，属于正常现象，但出血量大于 500毫升即为产后血崩。产后 24 小时以内发生血崩，称为早期产后出血；分娩 24 小时以后，在产褥期的任何时候发生的，称为晚期产后出血。

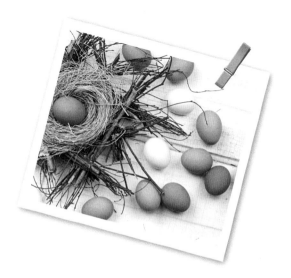

产后出血的不良影响

产后出血可能会引起妇科综合征，出现无月经征、不孕等症状。严重的出血会导致产妇贫血和失血性休克，甚至对产妇的生命产生威胁。

产后出血的预防措施

孕期必须做好产前检查，加强保健，改善贫血症状，预防妊娠高血压综合征等并发症。分娩后不要过早按摩或挤压子宫收缩、牵引脐带。分娩后 1 小时内，注意观察子宫收缩情况和阴道出血量及恶露的排出情况，如果发现出血症状，应及时就医。

产后出血的饮食宜忌

宜吃补益气血的食物，如乌骨鸡、鸡蛋、人参、猪、羊、鱼肉等。忌吃辛辣或寒凉的食物，如辣椒、西瓜、柿子、冰饮等，以免辛温或寒凉留瘀。

• 产后腹痛的饮食原则

产后 2~3 天，产妇有腹痛症状即为产后腹痛，西医称为"产后痛"。本病的发生原因有二：其一为血虚所致，血脱气滞，导致气血运行不畅，气滞而痛，属虚征；另一种为血瘀因素，产后起居不慎，邪气乘虚侵入体内，而致寒凝血瘀之征。

产后腹痛的预防措施

生产时、生产后要注意保暖，预防受寒，预防产时、产后出血。产后密切注意子宫收缩情况。如果经治疗后仍然腹痛不止，应及时做详细检查与处理。

产后腹痛的饮食宜忌

1. 寒性腹痛者	宜吃温胃散寒的热性食品，如生姜、葱、胡椒、桂皮、丁香、羊肉、花椒等食品。忌吃寒凉性生冷饮食，如猕猴桃、西瓜、茭白笋、蟹、柿子、梨子等。
2. 热性腹痛者	宜吃绿豆、萝卜、荸荠、柿子、柚子、西瓜、丝瓜、冬瓜、菠菜、苦瓜、豆腐、空心菜等凉性清胃食品。忌吃油腻、煎炸以及辛辣香燥之物。

• 产后发热的饮食原则

产褥期间，产妇出现发热持续不退或突然高热寒颤，并伴有其他症状的，即为产后发热。如果经过抗菌治疗后仍然无效，则应当注意是否有其他并发症，要及时就医，以便确诊并接受对症治疗。

产后发热的预防措施

首先，做好产前检查及孕期卫生指导，妊娠 7 个月后严禁房事、盆浴，尽量避免不必要的阴道检查；其次，分娩时尽量保持无菌环境，避免产道损伤及产后出血，有损伤的要及时缝合。居室内空气要清新，但要注意保暖，避免风邪；最后，注意补充营养，多喝水，高热期间应给予流质或半流质饮食，还可进行物理降温。

产后发热的 6 大类

1	**感染邪毒** 发热恶寒，伴有小腹疼痛、恶露秽臭。	
2	**外感发热** 恶寒发热，肢体疼痛，鼻塞流鼻涕，咳嗽有痰。	
3	**血瘀发热** 时寒时热，恶露量少。	
4	**血虚发热** 产后失血过多，微热自汗。	
5	**伤食发热** 产后伤食，低热起伏，胃脘胀闷。	
6	**乳蒸发热** 产后乳房胀痛，乳房结块，乳汁不下，发热不退。	

产后发热的饮食宜忌

产后发热病人宜选择清淡而易于消化的流质或半流质食物，以补充消耗的水分，如汤汁、饮料、粥等；宜吃具有清热、生津、滋阴效用的食品；宜吃富含维生素及膳食纤维的蔬果。在发热期间或热病后期，宜食用白米粥汤、苹果、柿子、草莓、水芹、茄子、茭白笋、菠菜、莴苣、豆浆、竹笋、丝瓜、豆芽菜、藕粉、青菜、白菜、白扁豆、红豆、红菜薹、茼蒿等。

气虚发热者应忌吃杨梅、山楂、橘皮、萝卜、苦瓜、茴香等性寒、辛辣之物和破气耗气之品；血虚发热者应忌吃辣椒、蒜、生萝卜、芥菜、薄荷、菊花等生冷、辛辣食品；阴虚发热者应忌吃白酒、肉桂、樱桃、洋葱、羊肉等辛辣温燥的食物。

·产后身痛的饮食原则

产妇生产时一般会用力过度，或月子期间贪凉饮受寒、哺婴姿势不当、兼做许多家事等，都容易引起肩背、腰腿或四肢关节出现酸痛、麻木等现象，这就是中医所称"产后身痛"或"产后关节痛"的病症。

产后身痛的原因

血虚：生产过程中与产后失血过多，四肢百骸空虚，经脉关节失于濡养，导致全身酸痛。

肾虚：肾虚加上分娩时伤了肾气，肾伤则骨伤，所以导致腰身疼痛。

风寒：产后感染风寒，使全身气血运行不畅，导致身体疼痛。

血瘀：产后瘀血没有排出，在经脉内滞留，或者是产后感染热邪，导致关节经脉瘀阻。

产后身痛的症状表现

1	产时、产后失血过多。
2	肢体关节酸痛、麻木、恶风畏寒，甚至肿胀。
3	检查骨骼关节活动度低，久病不愈者可见关节萎缩、变形。

产后身痛的预防措施

1	保持室内干燥，预防居家寝室阴暗潮湿。
2	注意锻炼身体，增强免疫力，预防感冒。
3	忌食生冷、辛辣刺激的食物。
4	应多卧床休息，避免久坐、久站。

宜多吃补益气血的食物，如乌骨鸡、鸡肉、猪蹄、鸡蛋、莲藕、山药、黄芪、当归、党参、猪血、花生、瘦肉、山楂、生姜、枸杞、鲫鱼、牛奶、猪肝、羊肉、黑豆、鳝鱼、鹌鹑蛋等。

忌吃寒凉、生冷、辛辣刺激食物，如冬瓜、辣椒、冷饮、柿子、生黄瓜、桂皮、胡椒、丁香等。

•产后头痛的饮食原则

头痛是产后常见的问题之一。一般妇女之中有 40%，女性偏头痛患者之中有 58%，是在分娩后开始发生偏头痛或偏头痛复发，通常在产后 3~6 天发作。产后以头痛为主要症状的，即为产后头痛，也有称为血晕。

产后头痛的原因

产后失血过多，气血虚弱，脑部缺血，或者身体虚弱而感染风寒，寒邪侵脑。产后头痛也有可能是雌激素浓度突然降低所引发。

产后头痛的预防措施

1	分娩时尽可能缩短产程，预防失血过多。
2	产后注意保暖，预防感冒。
3	注意睡眠休息的时间。
4	时常保持愉悦的心情，消除烦恼忧伤。
5	适度的运动能使大脑获得新鲜、富含氧分的血液，能起到缓解头痛的作用。
6	适当进食富含营养的食物，帮助身体康复。
7	轻柔的穴道按摩有助于舒缓头痛。
8	沐浴后头发一定要马上吹干。

产后头痛的饮食宜忌

宜吃补益气血、清热、生津、滋阴的食物，如白米粥、鸡蛋、芹菜、鸡肉、当归、青菜、桃子、核桃、生姜、荷叶、白菊花、苹果、枇杷、橙子、枸杞、莲子、茯苓、豆腐、莲藕等。少吃油腻、黏滞、酸腥食品，如蚌肉、螃蟹、鸭肉、乌梅、葡萄、生萝卜、西瓜、豆芽菜、荔枝、樱桃、胡椒、花椒、辣椒、鹅肉等。

· 产后便秘的饮食原则

由于分娩时失血伤津，肠道干涩，出现产后饮食正常，但大便数日不解或艰涩难以解出、排便时干燥疼痛，即为产后便秘。

产后便秘的原因

1	产妇在分娩前没有休息好，临产时体力消耗过大，分娩后的前几天体力还没有恢复，身体虚弱。
2	月子期间卧床时间过多，缺乏活动。
3	分娩时流失了大量血液和体液，尤其是夏季消耗更多。
4	产后饮食的种类多是汤水或少纤维质食物，有的甚至是无纤维质食物，导致胃肠蠕动缓慢。
5	产后腹壁肌肉松弛，肠道蠕动减弱。
6	产妇的压力太大，心理影响生理。

产后便秘的预防措施

产妇应尽早适当下床活动，以促进肠蠕动；多吃新鲜蔬菜、水果，但绝对不能吃刺激性强及辛辣的食物；要养成定时排便的习惯。

产后便秘的饮食宜忌

含粗纤维丰富的蔬菜和水果，以及富含 B 族维生素的食物，以刺激肠壁，使肠道蠕动加快、增强，有利于排便畅通，如番薯、香蕉、萝卜、菠菜等。少吃辛辣温燥的刺激性食物及爆炒煎炸、伤阴助火、收敛酸涩的食物。

·产后腹泻的饮食原则

女性产后出现大便溏软或像水一样的症状，即为产后腹泻。产褥期饮食失去节制或受寒湿、热湿，脾胃受到影响或平时脾肾虚弱、产劳伤气、脾胃久结伤肾，就易导致产后腹泻。

产后腹泻的预防措施

产后应吃适量容易消化的清淡食物，等产妇体力恢复、食欲好转时，才能吃富含营养素的食物。同时要注意饮食卫生，不吃过于寒凉或辛辣的食物。产妇还要注意锻炼身体，增强体质，预防受寒。对于脾胃虚寒的产妇，应及时采用温补脾胃的食物进行调理。

产后腹泻的饮食宜忌

无论急性腹泻或是慢性腹泻，都应尽快查明病因，针对病因积极治疗。同时，注意饮食宜忌，区别食物类型对症调理。

1	**风寒型腹泻者** 宜吃温中散寒、祛风化湿的食物。忌吃生冷、油腻、性寒之物。
2	**湿热（暑湿）型腹泻者** 宜吃清热、化湿之物。忌吃黏稠、油腻食品。
3	**伤食型腹泻者** 宜吃清淡之物。忌吃荤腥、油腻、辛辣、燥热的食品。
4	**脾虚型腹泻者** 宜吃补气健脾的食物。忌吃生冷、伤胃、耗损元气的食物。
5	**阴虚型腹泻者** 宜吃热性温暖食物。忌食寒性食物。
6	**肝脾失调型腹泻者** 宜吃健脾之物。忌吃荤腥、油腻的食物。

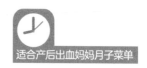

芝麻核桃花生粥

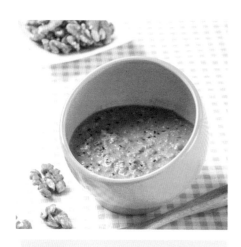

材料： 核桃仁 40 克，黑芝麻 10 克，花生 50 克，白米粥 1 碗。

调料： 冰糖 15 克。

做法：

1. 煮一锅热水，加入冰糖拌至溶化，加入白米粥。

2. 将核桃仁、芝麻、花生放入搅拌机打碎，再放入白米粥中。

3. 等汤汁滚后，盖上锅盖，炖煮约 20 分钟即可。

Tips 黑芝麻中的维生素 E 非常丰富，可延缓衰老；润五脏、强筋骨、益气力；可滋补肝肾、润养脾肺，对产后血气不足也很有帮助。

虫草乌骨鸡汤

材料： 乌骨鸡半只，冬虫夏草 5 克，白参须 5 克，淫羊藿 5 克，黄芪 10 克，枸杞 5 克，干香菇 6 朵，红枣 5 颗，葱段适量，姜片适量。

调料： 绍兴酒适量，盐适量。

做法：

1. 香菇泡水备用，将淫羊藿洗净沥干，装入纱布袋。

2. 乌骨鸡洗净，汆烫后捞出备用。

3. 将鸡肉、淫羊藿、香菇、冬虫夏草、红枣、枸杞、葱段、姜片、白参须、黄芪放入砂锅中，再放入绍兴酒，以中小火炖煮 45 分钟。捞出纱布袋，加盐调味即可。

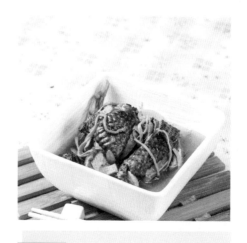

Tips 乌骨鸡含有完整性蛋白质以及维生素和各种矿物质，铁质含量较其他鸡肉高，可改善缺铁性贫血，很适合产后失血的妈妈用来补充营养。

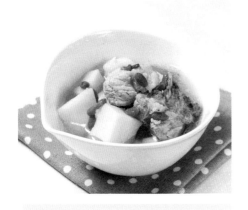

枸杞生姜排骨汤

材料：排骨 180 克，土豆 100 克，枸杞 5
　　　克，姜片 10 克，葱段 10 克。

调料：盐适量，绍兴酒适量。

做法：

1. 枸杞洗净，土豆去皮切块，排骨切块。

2. 将排骨放入滚水中氽烫，去除血水，捞
出备用。

3. 将所有食材放入砂锅，加适量水，待汤
滚后加绍兴酒，盖上锅盖，用小火炖 45
分钟，起锅前加盐调味即可。

Tips 生姜可以温经散寒，妇女产后因
瘀血及失血过多而致腹痛者，均可用之。
但要注意若是热性腹痛者，则要避免食
用，可改食绿豆、冬瓜等食材。

牛奶枸杞莲子百合鸡汤

材料：木瓜 200 克，鸡肉块 200 克，百合
　　　10 克，莲子 20 克，牛奶 30 毫升，
　　　枸杞适量，高汤适量。

调料：盐 2 克。

做法：

1. 锅中注水烧开，倒入鸡肉块，煮 2 ～ 3
分钟，氽去血水捞出。

2. 锅中注入高汤，大火烧开，放入百合、
莲子、鸡肉，烧开后炖 1 小时。

3. 揭开盖，倒入木瓜，再煲煮 1 小时。

4. 揭盖，倒入枸杞、牛奶，稍微焖煮片刻，
加盐调味即可。

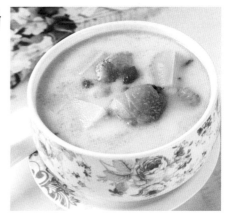

Tips 湿百合颜色较白，洗净之后就能
煮了。干百合保存时间较长，颜色偏黄，
煮之前要用水泡软，较容易煮透，吃起
来也比较没有苦味。

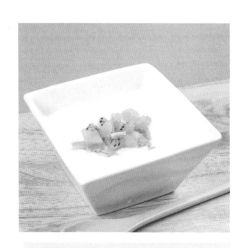

猕猴桃优格

材料： 猕猴桃 1 颗，全脂牛奶 600 毫升，
　　　 原味酸奶 200 克。

做法：

1. 将酸奶放在室温下回温，猕猴桃洗净去皮，切成丁。
2. 将酸奶、牛奶放入内锅中，搅拌均匀，盖上内锅盖，外锅不加水，将内锅放进预热的电饭锅中，盖上锅盖，用筷子隔出一个小缝隙，保温 8 小时。
3. 取出凝固的优格，放进冰箱冷藏 4 小时。
4. 取出冷藏好的优格，撒上猕猴桃丁即可食用。

Tips 很多人觉得优格要早上吃，其实早餐后吃优格，容易让乳酸好菌跟着粪便离开身体。睡前吃会让隔天起床更有便意，还有精神安定与美肌的作用。

香蕉百合银耳汤

材料： 干银耳 15 克，鲜百合 60 克，香蕉 2 根，枸杞 5 克。
调料： 冰糖适量。

做法：

1. 干银耳泡水 2 小时，去除老蒂和杂质后，撕成小朵。
2. 百合洗净，泡水，去老蒂。
3. 香蕉去皮，切片。
4. 将所有食材放入碗中，加入冰糖，蒸半小时即可。

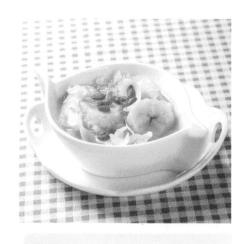

Tips 偏绿的香蕉含有鞣酸，是存在于植物体内的多元酚类化合物，具有抑菌与收敛性，可以将粪便结成硬的粪便，能舒缓腹泻引起的症状。

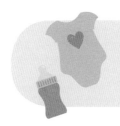

跟着动一动，产后更美丽

产后瘦身的正确观念

产后瘦身要根据每个人的身体状况来制定计划。产后女性要了解自身情况，并掌握适合的瘦身方法。

· 产后忌过早瘦身

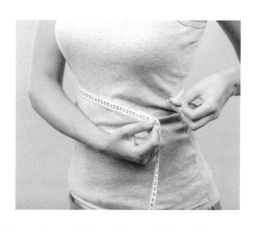

通常女性妊娠时比妊娠前增加10～15千克，分娩后比妊娠前增加5千克。这些重量主要来自于乳房、子宫的增大，以及腰腹、腿部和臀部堆积的脂肪，一般产后42天后就会逐渐消失。所以产后女性不要过早节食，否则会影响自身的营养摄取，造成宝宝营养不良。

另外，产后女性也不宜过早实施瘦身运动，因为太早进行运动会增加负压，使盆腔内的韧带、肌肉受到压力，加剧松弛状态，导致子宫下坠脱垂、膀胱尿失禁和便秘等症状。这些症状初期不明显，会在多年后显现。

产后瘦身运动最好在产后7～10天后进行，切忌急功近利，最好是循序渐进，从简单的臀部上提、收缩肛门逐渐发展到仰卧起坐等运动，每天运动1～3次，每次3～10分钟即可。

· 剖宫产产妇瘦身注意事项

剖宫产产妇在卧床休息后，如果没有任何并发症，可在拔掉尿管、排气之后，开始做呼吸运动和四肢运动，如胸式呼吸，上肢的扩胸、开合、张开等。另外，在家人的帮助下多翻身，最好4小时左右翻身1次，以防止术后肠沾黏。

正常进食后可下床活动，并且开始做腹式呼吸练习，做收缩肛门、憋尿等骨盆底肌肉及提肛门锻炼，在床上做一些仰卧举腿、屈腿、脚踏车式等活动，千万不要做使腹肌强烈收缩的动作。

5～7天拆线后如果没有感染，体温正常，伤口无明显疼痛时，可开始在家人的帮助下做些腹部锻炼，如仰卧抬头收缩腹部。锻炼时用束腹带保护为好，千万少做或不做增加腹压的动作。

• 产后瘦身的错误认知

瘦身有许多方法，有些方法有效，有些方法反而会造成损害。产后妈妈需要了解瘦身方法，并掌握正确的瘦身方法，避免走进瘦身的错误认知中。要注意，瘦身是为了保持完美健康的身型，瘦骨嶙峋不是美。所以瘦身不可过度，要掌握其中的分寸，健康亮丽、充满活力才是瘦身的主要目的。那么，关于产后瘦身究竟有哪些错误认知呢？

1 哺乳期瘦身

喂母乳本身就可以帮助产后妈妈瘦身。在哺乳过程中，宝宝刺激乳房分泌催乳素，催乳素加快乳汁分泌，促进新陈代谢，消耗妊娠时体内堆积的脂肪，达到瘦身效果。如果在哺乳的时候进行节食和运动，反而无法分泌乳汁消耗脂肪。

2 便秘时瘦身

由于身体水分流失和肠胃失调引发便秘的时候，不要进行瘦身，否则病情会加重，对身体也不好。产后妈妈要多吃富含膳食纤维的蔬菜水果，补充大量水分，便秘痊愈后再进行瘦身。

3 贫血时瘦身

如果产后出现贫血症状的话，不要开始瘦身，否则会造成营养不良，进而影响乳汁分泌，不利于婴儿的健康，也可能加重贫血症状。另外，可以多吃含铁丰富的食物，如菠菜、鱼肉、动物肝脏等，能帮助缓解贫血。

动起来！一起变辣妈

饮食只能调整一部分的身体机能，并提供身体所需要的营养，真正想要拥有健美且苗条的身形，运动是最佳的方式。

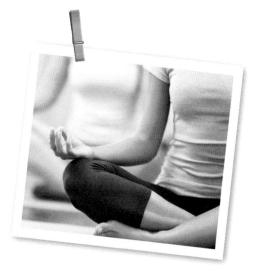

· 产后瘦身原则

无论你采取哪一种瘦身方法，都要坚持科学的训练方法，并长时间地坚持下去，才能收到好的效果。首先要根据自己的身体特征，选择适合自身体质的瘦身方法，才是最重要的。制定产后瘦身的运动计划，主要遵循以下 3 项原则：

1 避免剧烈运动

剧烈运动能有助于快速消耗热能，消除脂肪，但是这并不适合产后女性。产后女性身体较为虚弱，剧烈运动容易造成过度疲劳，损害健康。另外，剧烈运动还会影响子宫的恢复，严重的话更会影响分娩手术创口的愈合。

2 持之以恒的运动

轻、中度的有氧运动，包括慢跑、快走、游泳、登山、踩脚踏车、有氧体操等，一般持续运动 30 分钟以上就能获得极佳的燃脂效果。所以选择有氧运动的妈妈一定要持之以恒，才能达到完美的效果。

3 不能半途而废

健身计划的执行不能半途而废，坚定的信念是脂肪的天敌。不能偶尔懈怠而暂停瘦身减肥，也不能因为急于成功而每天进行高度的运动锻炼。平和心态、坚定信念才能完成瘦身计划。

•产后瘦身秘诀

只要坚持不懈，就能帮助产后妈妈完美瘦身。除此之外，还应该从日常生活习惯、情绪调节等方面着手，施行一些辅助措施。

1. 膳食搭配	合理的膳食搭配能够均衡营养，蔬菜和水果能够帮助补充维生素、膳食纤维等营养素，而肉食类能够补充丰富的蛋白质。因此，我们日常的饮食要注意荤素合理搭配，身体所需要的各种营养齐全，才能支持各种瘦身运动，帮助身体恢复各种机能。
2. 保持排泄顺畅	便秘会导致身体新陈代谢紊乱，并造成腹部脂肪堆积，产生会被身体吸收的毒素，所以保持排便顺畅很重要。为了保证排泄顺畅，建议每日摄取 2000 ~ 3000 毫升的水分，进食足量的蔬菜和水果。
3. 愉快心情能瘦身	心情愉快能帮助生理反应健康正常，能让产后妈妈抑制暴饮暴食的坏习惯，成就瘦身的事业。
4. 科学咨询合理运用	在瘦身过程中，得到专业科学的瘦身建议并合理运用，能使瘦身事半功倍，轻松许多。

•运动是恢复身材的法宝

很多产后女性会采取节食、减肥药等不良减肥方法，不仅伤害自身，还会造成宝宝营养不良。要知道，只有你健康，宝宝才会健康可爱。而瘦身的最佳方式，除了运动结合健康饮食，没有其他的绝招。

运动能减轻精神压力

妊娠时由于荷尔蒙变化，身体会出现水肿、肥胖；分娩后为了照顾宝宝，产后女性会出现不良情绪、精神压力紧张的状况。而运动会分泌内啡肽、多巴胺等兴奋激素，能有效减轻产后女性的精神紧张和不良情绪。

运动能缓解疼痛

分娩后会出现血栓静脉炎、产后疼痛、失禁等生理问题，还会出现背痛、关节痛等疼痛症状。运动能有效缓解产后疼痛的症状以及功能失调等问题，帮助骨盆韧带恢复，以及腹部和骨盆肌肉群功能的恢复。

·简单和缓的产后运动法

刚刚结束分娩的女性，可以选择简单的产后运动法，时间不需要太长。简易的产后运动能够舒展筋骨，为日后耗能较大的瘦身运动打下基础。

1 俯卧锻炼运动

运动目的：主要是帮助子宫恢复孕前位置。

运动方法：平躺，双膝屈起，双手放腹部。收缩臀部并将后背紧贴床面，放松。

3 蜷腿前伸运动

运动目的：防止踝关节和足部肿胀。

运动方法：平卧后将腿部蜷缩，再伸展，或者站立位，上下抬腿踏步。

5 水中慢跑

产后女性每周1～2次在水中进行慢跑，瘦身效果非常明显。水的密度和导热功能比空气更高，水中慢跑耗能比陆地上更多，又能够平均分配身体的负担。水中慢跑能避免汗液蒸发后皮肤干燥，能够帮助产后妈妈紧致肌肤，是最好的瘦身运动。

2 盆腔练习运动

运动目的：帮助盆腔部位的恢复，避免小腹脂肪堆积。

运动方法：平卧，一腿弯曲，一腿伸直，足跟尽量向前拉伸，再放松，向前拉伸。换腿反复做。

4 云端漫步

饭后4～5分钟，调整心情，在平地或者坡地慢慢散步40分钟，心情放松犹如在云端，每分钟60～70步。如果想要瘦身效果更明显，时间可延长为1～3小时。

TIPS 坐月子期间运动要注意

坐月子期间不可一次运动过久，每次运动以5分钟为宜，每天1次，要从简单和缓的运动开始，不可以一开始就剧烈运动，否则伤口很容易裂开，反而得不偿失。运动前一定要保证肠道和膀胱清空，并且要事先热身，更要补充足够的水分。如果是哺乳期，则要在喂奶后进行运动。在运动期间如果感到疼痛，就要立刻停止运动，避免拉伤。

细腰、美腿完全养成法

纤细的腰和瘦长而笔直的美腿是每一个女性想要拥有的，只要严格按照科学的瘦身方式进行运动，你就能拥有细腰、美腿！

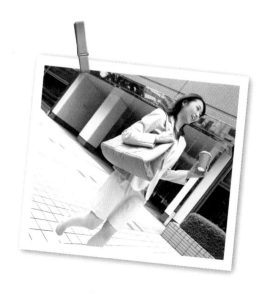

• 想拥有美腿，就这样做

妊娠期间由于腿部静脉曲张和水肿，可能会使小腿变得粗壮。该怎么做才能重新拥有美腿呢？

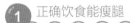 **正确饮食能瘦腿**

产后女性的饮食结构以淀粉和糖分居多，要改善饮食结构，多吃富含膳食纤维和维生素的低糖食物。搭配合理的饮食，能够防止身体摄取过多高糖、淀粉，进而达到瘦身、瘦腿的效果。不要认为想消除腿部水肿就要少喝水，多喝水反而能帮助新陈代谢，加速瘦腿效果。

2 改善日常生活姿势

姿势不良会使血液循环不顺畅。产后女性长时间维持不良站姿或坐姿，很容易导致身材变形，所以产后女性每隔 1 小时就要活动一下身体，舒展四肢，拍打身体各个部位，帮助血液循环。二郎腿等不良姿势要尽量少做，保持抬头挺胸收腹的正确姿势，能够保持身形完美，塑造美丽长腿。

3 简易美腿操

（1）单腿站立，另一条腿抬起贴住墙面，大腿和小腿呈90°，坚持15 ～ 20 分钟，然后换腿。

（2）平躺，双手放在两侧，双腿合拢慢慢往上抬，和床面呈30°，保持 5 秒钟再放松，每天练习 10 次。

• 重塑美腿的妙招

1. 外力挤压法	产后女性不能过早地剧烈运动，可以采用弹力绷带或弹力套袜来帮助压迫下肢静脉，迫使血液回流入心脏，能够消除和减轻下肢肿胀的症状。
2. 运动健美法	以下两节操适合自然分娩的妈妈。 （1）坐在地上，下肢伸直，腰部挺直，手臂放在身后，伸直并支撑地面。吸气，脚尖往上翘，呼气，脚尖伸直。 （2）仰卧，下肢伸直分开，双臂放在身体两侧，吸气，左脚伸直与身体呈 90°，足尖翘起。双脚交替进行。

• 一起走出小蛮腰

　　大步大步向前走，能够让腰肢纤细、体态轻盈，你相信吗？大步走其实是最简单的瘦腰运动。这种瘦腰方式不仅能在晚饭后进行，室外和室内也都可以进行。要注意的是，前进大步走的时候，不要平放整个脚掌，而是以脚尖—脚心—脚跟的顺序着地，或者相反的方式，这样走路能够拉紧下半身的肌肉，完美腰腿曲线。

1. 室内大步走	大步走的时候，脚尖前伸，用小腹的力量减弱腿部力量，收紧小腹，自然挺胸，然后让整个脚掌都落地。
2. 室外大步走	收腹挺胸，抬头缩臀，大步前进，大幅度甩动双手。适合上下班途中和傍晚散步的时候，能够收紧腰部和臀部的肌肉，让人充满活力，神气十足。

轻松打造美胸、翘臀

分娩后，你是否觉得自己的胸部更大了，但同时又有胸部下垂的感觉？臀部也比以前更有肉感，却松垮垮的？如果出现这些情况，可要小心了！

• 3 招就能让你的胸更美

美胸、健胸不是一天就可以达到的，需要坚持不懈地努力。以下 3 招美胸方法，只要能严格按照计划，就能拥有傲人的胸部。

1. 产后美胸运动	简单的扩胸运动能够帮助锻炼胸部肌肉和乳房。运动不要太过激烈，循序渐进由轻至重。产后女性要注意，健胸锻炼要在哺乳后开始，锻炼前还要大量喝水，以防止脱水。
2. 禁止节食减肥	合理的饮食搭配、足够的营养才能保证机体的正常运转，一味的节食减肥会导致乳房的脂肪组织缩小。饮食里要有足够的 B 族维生素，它能够刺激体内合成雌激素，让产后女性的胸部坚挺美丽。
3. 按摩丰胸很重要	每日早晚各按摩乳房 5 ~ 10 分钟，一个月后就能看到明显的效果。 （1）仰卧，由乳房周围向乳头旋转按摩，先顺时针后逆时针方向。 （2）双手手指包住整个乳房，进行按压，每次 3 秒。 （3）双手从乳沟往下按压；双乳间用 8 字按摩法。

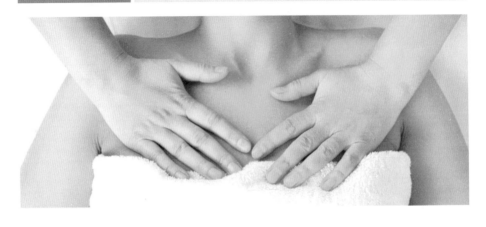

· 产后美臀运动

1 虎形操

四肢着地，抬起右腿保持平衡，抬头向前看，反复 4 次。换一侧重复上述动作。

2 收缩操

交替收缩、放松臀部肌肉，1 分钟内重复 30 ~ 40 次，能有效紧致臀部肌肉。

3 美臀操

俯卧，头部放在交叉的双臂上，缓缓放松，吸气，右腿伸直抬高，足尖尽量下压，臀部不能离地，保持数秒，吐气缓缓放下。重复 20 次后，换腿。每日 1 次。

拥有 Q 弹滑嫩的肌肤

健康的女性才能拥有健康的肌肤，所以产后妈妈一定要了解护肤的各项基本原则，对自己的健康负责。

护理肌肤要从心开始，年轻的心态才能造就年轻的肌肤，而年轻的肌肤才能展现出健康的美。当你掌握了正确的护肤原则和方法就能知道，除了使用各种护肤产品和化妆品，纯天然的食物、充足的水分、良好的睡眠以及合理的运动都能让产后妈妈拥有光洁如玉的肌肤。

· 产后的皮肤问题

恼人的痘痘

产后女性的嘴唇周围容易产生痘痘，这些痘痘又红又肿，还隐隐作痛，非常恼人。这些痘痘与肠胃功能紊乱、情绪压力过大和内分泌失调息息相关。

难看的妊娠纹

妊娠纹是每一个产后妈妈必然遇到的皮肤问题。女性在妊娠时期，因子宫变大而大幅度拉扯皮肤表皮真皮，脂肪也因此受到压力而断裂，这种情况在肌肤上留下的就是妊娠纹。妊娠纹的位置主要在肚腹处，也有在胸部、臀部、腿部出现的。妊娠纹颜色较深，十分影响美观，要消退是需要下功夫的。

皮肤出现斑点

因为产后女性体内的激素分泌发生变化，开始逐渐长出一些黄褐色的斑点，和雀斑、晒斑不同，斑点成片出现在额头、下巴和颧骨上。这可是美丽肌肤的大敌，一定要予以重视并及时消除。

·产后护肤原则

产后正是女性追求完美肤质的最佳时期，把握好关键性的护肤原则，就能让肌肤焕发光泽。无论你是属于哪一种肤质，都要重视护肤的原则。

1.保持愉快的心情	心情不愉快的时候，皮肤也会失去光泽。如果用化妆品遮盖，又会对宝宝的健康造成损害。积极锻炼身体，用健康和快乐来润泽肌肤，会有意想不到的收获。
2.补血养颜很重要	贫血的女性会出现头昏、失眠多梦、记忆力减退、脸色苍白、肤色黯沉干燥、过早出现皱纹及色素沉淀等。所以，养气补血是非常重要的，当归、益母草、黑木耳、乌骨鸡等都是补血佳品。血气充足的女性姿容艳丽，肤色光泽红润。
3.重视清洁肠道	要保养肌肤就要重视清洁肠道。保证体内有充足的水分，多吃蔬果杂粮，适当运动和锻炼，均衡营养，生活规律，就能清除堆积的宿便，让肌肤焕发亮泽光彩。
4.选择适合自己肤质的护肤品	选择合适的护肤产品很重要。比如油性肌肤使用了干性肌肤的护肤产品，很可能出油更严重。针对不同肌肤，大部分护肤产品牌都有相应产品，所以这一点大部分产后女性倒不用担心。
5.保养步骤和方法一定要正确	清洗、轻拍、涂抹，每个步骤都要仔细，动作要轻柔，不要大力，以免损伤肌肤。还要注意，日用护肤产品和夜用护肤产品要分开使用，更能发挥作用。
6.注意补水和保湿	不论是何种肤质，补水和保湿都是保养肌肤最重要的。肌肤缺水，干性肌肤会更加干燥，油性肌肤会更加油腻，严重缺水还会引发皮肤疾病。所以制定适合自己的肌肤保湿计划，对每个人都很重要。

· 四季护肤方法各不同

春季	1. 清洁、滋养、调节饮食。 2. 选择不含皂苷成分的清洁产品，富含弹力蛋白和胶原纤维的养护产品。 3. 避免刺激性食物，多吃富含维生素的食物。
夏季	1. 防晒、补水。 2. 选择能够阻挡紫外线的防晒产品，均匀涂抹。 3. 多使用补水喷雾。
秋季	1. 纯天然护肤。 2. 选择纯天然、不含酒精的护肤产品，避免造成过敏。 3. 多做面膜，不要过度拍打肌肤。
冬季	1. 防冻保暖、保湿。 2. 出门时，注意为裸露在外的肌肤保暖，选择防冻保湿的护肤产品。 3. 多促进血液循环，缩减沐浴次数和时间，正确使用护肤产品。

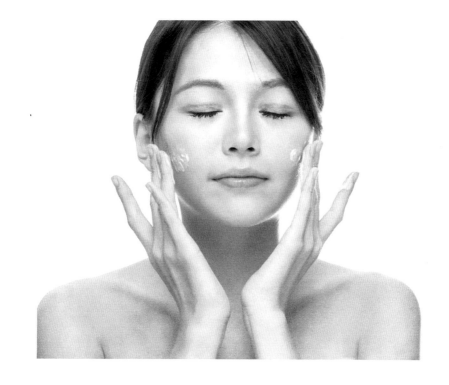

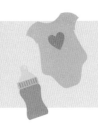

恢复身材塑身操

轻松简易产褥运动

腹部运动 Part1

① 平躺，两手手指交叉枕在头下，双脚并拢屈起，将头部微微抬起。此时家人可以帮忙抓住双脚，让产妇动作更顺利。

② 腰部稍微用力，挺起上身，右肘碰左膝，左肘碰右膝，左右各做 5 次。

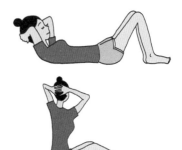

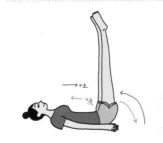

腹部运动 Part2

① 平躺，将两手放在身体两侧。

② 吐气时，同时将双腿缓缓抬起；吸气时，将双腿慢慢放下，注意腰部不要同时抬起。如此反复做 5 次。

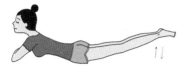

背部运动

趴在地面，两臂收拢至下颌处，将双腿并拢，缓缓向上抬起再放下，如此反复做 10 次。

腰部运动 Part1

两手放在耳后，慢慢将身体往一侧倾斜，下半身保持不动，向左右两侧反复做 20 次以上。

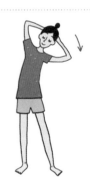

腰部运动 Part2

用力扭转身体，抬起左腿，将右手手臂提至胸部，
而左手手臂向外伸展。接着换腿继续运动，左右
反复做 10 次。

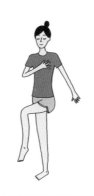

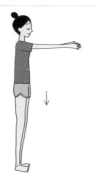

大腿运动

① 站立，双脚打开，两臂向前尽量伸直拉长。

② 将上身挺起，双膝屈起，保持此姿势，将身
体向下蹲，大腿成水平直线时慢慢起身，如此反
复做 10 次。

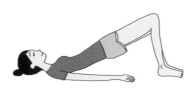

提起骨盆操

① 平躺，膝盖屈起，将两腿分开到能让腰部抬
起的程度，两手贴于地面，深吸一口气。

② 吸气时臀部用力，尽量抬高腰部；吐气时，
缓缓放下腰部。可配合口号，反复做 20~50 次。

③ 在抬起腰部时，尽量向内收紧臀部；放下腰
部时，避免臀部直接接触地面，如此效果会更好。

臀部运动

① 膝盖跪在地上，抬起上身，用两臂撑住身体。

② 向后抬腿，将脚尖伸直，使大腿出现紧绷感，
保持此姿势，如此左右交替，分别做 10 次。

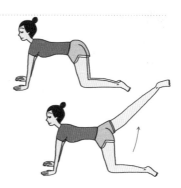

胸部运动 part1

① 盘膝坐下，将双手合十，深呼吸并向手掌施力，持续 5 秒钟。

② 盘坐，手指互扣，向两侧用力拉，肘部和手臂保持水平，注意不要将肩膀抬得过高。

③ 盘坐，双手握拳，一手朝上而另一手朝下后互扣，然后向外侧用力拉，接着变换握拳互扣的方向，分别做 5 次。

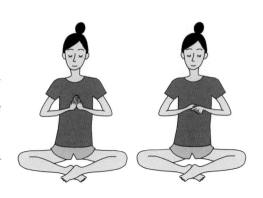

胸部运动 part2

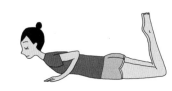

趴在地面，两手张开比肩稍宽，双脚并拢，膝盖触地，接着趴下，弯曲手臂做伏地挺身。要注意不要让臀部向上翘，保持身体水平向上缓缓抬起，才能发挥最佳效果。

曲线美运动

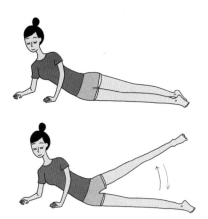

① 两腿并拢并侧躺，双手放在地面，抬起上身，以腿和腰的力量支撑全身重量，注意上身尽量和地面保持挺立。

② 膝盖不要弯曲，慢慢抬起一只腿后再放下，然后换另一只腿，分别做 10 次。

剖宫产后复原操

产后深呼吸运动

① 产妇仰卧床上，两手贴着大腿，慢慢吐气，然后再吸气，同时将手臂向上抬高至与肩膀呈一条直线。

② 两手继续上抬至头顶，两掌相合，暂时闭气，再缓缓吐气，同时把手移动到头部上方，做膜拜姿势。

③ 最后两掌相扣，慢慢往下移动，并尽可能下压，同时吐气，吐完气之后双手松开，恢复原姿势。

④ 此动作反复做 5 次。

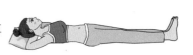

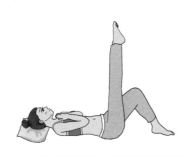

下半身伸展运动

① 产妇仰卧床上，两掌相对，放在胸上。

② 左腿保持原姿势，将右脚尽可能伸直向上抬，左右交替进行。

③ 此动作反复做 5 次。

腰腹运动

① 产妇平躺在床上，辅助者用右手扶住产妇的颈下方，将产妇的头抬起。做这一动作时产妇暂时闭气，再缓缓吐气。

② 辅助者慢慢扶起产妇的上半身，产妇在这个过程中保持吐气。

③ 最后产妇整个上半身完全坐直，休息几秒钟。接着一面吸气，一面慢慢由坐姿恢复原始姿势。

④ 此动作反复做 5 次。

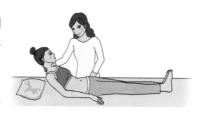

产后饮食与运动 Q&A

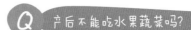

Q 产后出血多，应多吃桂圆、红枣、红豆补血吗？

A 桂圆、红枣、红豆具有活血化瘀的功效，多吃不但不会补血，反而增加出血量。所以，产后不宜多吃红枣、桂圆。

Q 产后不能吃水果蔬菜吗？

A 蔬菜和水果富含人体"三宝"，即维生素、矿物质和膳食纤维，可促进胃肠功能恢复，增进食欲，促进糖分和蛋白质的吸收利用，对防止产后便秘也是有利的。同时，适当进食蔬菜水果还有助于改善乳汁质量，促进婴儿健康。

Q 火腿有利伤口愈合，要多吃吗？

A 火腿是腌制品，含有大量致癌的亚硝酸盐类物质，摄入过多不利于正常的新陈代谢，对机体产生危害。另外，产妇吃火腿也会使乳汁中含有亚硝酸盐类物质，给宝宝的健康带来潜在的危害，所以产妇不宜多吃火腿。

Q 产后要多喝黑糖水或红糖水？

A 黑糖既能补血，又能供应热量，是很好的补益饮品，但长期饮用对子宫的复原不利。因为产后恶露逐渐减少，子宫收缩趋于和缓，如果长期饮用黑糖水，黑糖的活血作用会使恶露的血量增加，造成产妇继续失血；而且在夏天坐月子的产妇如果喝得太多，也会导致出汗过多，使身体虚弱，甚至引起中暑。黑糖与红糖的做法是将甘蔗榨汁除去杂质后以高温熬煮，只是黑糖熬煮的时间比红糖长，因此颜色较深、味道也较浓，基本上功效是相同的，饮用的时候妈妈需要特别注意。

Q 产后不可以吃盐吗？

A 　　孕妇在怀孕时或多或少会有水肿问题，怕吃太多盐会加重产后水肿状况。但其实产后妇女出汗多，乳腺分泌旺盛，体内容易缺水及缺盐，因此补充适量盐分是必需的。而且月子餐如果餐餐吃无盐料理，也会让妈妈感到食欲不振、浑身无力，反而不利于身体恢复。

Q 产后多吃鸡蛋有益身体健康？

A 　　鸡蛋中含有丰富的蛋白质和其他人体所需的营养成分，是月子中产妇必备的营养食品，但食用鸡蛋还是需要注意。在分娩后几小时内，因产妇体力消耗大，且出汗多，导致体液不足，消化能力降低，因此最好不要过多食用鸡蛋，以免消化不良，造成肠胃负担。产妇每天吃 3 个鸡蛋就足够了，因为吃得过量也无法吸收，甚至可能引起胃病。同时，烹调鸡蛋的方法也可多些变化，可做成蛋羹、荷包蛋，甚至搭配其他蔬菜，不要单纯煮着吃，因为鸡蛋中的蛋白质不易被吸收消化。

Q 哺乳妈妈饮食可以百无禁忌吗？

A 　　正在哺乳的妈妈对于饮食一定要谨慎，因为哺乳妈妈吃的食物都会经由乳汁传递给婴儿。饮食上应选择当季新鲜蔬果，避免刺激性食材，且要选择质地柔软且易消化的食材。需特别注意在哺乳期间产妇吃卷心菜、芥蓝、萝卜，可能会导致婴儿腹部胀气；吃太多甜瓜、桃、柑橘、杏、李，喂奶后可能会造成婴儿腹泻和腹痛；吃奶酪、酸奶、冰淇淋等乳制品，婴儿可能会出现过敏反应，产后两周内应禁食乳制品；而咖啡、绿茶、红茶、巧克力中含有咖啡因，为宝宝健康着想应减少摄取。此外，刺激性食材如蒜头、洋葱等应尽量避免，否则母乳中会散发蒜头、洋葱的独特气味，宝宝可能拒绝吸奶。

Q 哺乳期可以喝咖啡、茶类吗？

A 　　哺乳期摄入咖啡因是否会伤害宝宝，要视摄入的咖啡因的量，因为咖啡因的确会进到妈妈的血液里，饮食中的一部分咖啡因也会因妈妈进食而出现在母乳里。如果妈妈一天摄入的咖啡因超过 400 毫克（大概是从 4 大杯咖啡中吸收的咖啡因量），就可能会伤害宝宝，因此最好在哺乳期控制咖啡因的摄入量。虽然一两杯咖啡、茶或可乐不太可能影响到宝宝，但多于这个量也许就会使产妇或宝宝变得急躁、神经质、不安和失眠了。如果想在哺乳期一天喝一两杯咖啡或茶，要有意识地尽量每天至少喝八杯水。如果咖啡因让宝宝不舒服，那妈妈就需要暂时戒掉，等断奶后再摄入咖啡因。

Q 坐月子期间产妇需要的各种营养素，可以从哪些食物中摄取？

A 　　请参考以下食物来摄取。

　　(1)蛋白质：瘦肉、鱼、蛋、乳和家禽类如鸡、鸭等，都含有大量的动物性蛋白质；花生、豆类和豆类制品等含有大量的植物性蛋白质。

　　(2)脂肪：肉类和动物油含有动物脂肪；豆类、花生仁、核桃仁、葵花籽、菜籽和芝麻中含有植物性脂肪。

　　(3)糖类：所有谷物类、红薯、土豆、板栗、莲子、莲藕、菱角等含有大量糖类。

　　(4)矿物质：油菜、芹菜（尤其是芹菜叶）、雪里蕻、莴笋和小白菜中含有较多的铁和钙；猪肝、鱼和豆芽菜含磷量较高；海带、虾和紫菜等含碘量较高。

　　(5)维生素：

　　①维生素 A：鱼肝油、蛋、肝、乳含有较多的维生素 A；菠菜、胡萝卜、韭菜、苋菜的胡萝卜含量较多，而胡萝卜素在人体中可以转换成维生素 A。

　　②B 族维生素：小米、玉米、糙米、面粉、豆类、肝和蛋中都含有大量的B 族维生素。

　　③维生素 C：各种新鲜蔬果如草莓、柠檬、葡萄、苹果、西红柿中都富含维生素 C。

　　④维生素 D：鱼肝油、蛋类和乳类中含有丰富的维生素 D。

Q 新手妈妈吃药不可以喂奶吗?

A 哺乳期间吃的食物和药物都会经由乳汁传递给婴儿,因此,妈妈在哺乳期间应谨慎进食,尤其是药物。在开处方之前,一定要向医生说明自己正在哺乳,要确认该药物对婴儿无害以后才能服用。

Q 产妇能多吃巧克力吗?

A 有的产妇为了增加热量,想快快恢复身体健康,于是想借助巧克力来补充热量,其实这是不对的。哺乳的妈妈吃太多巧克力,对婴儿的发育会产生不良的影响。因为巧克力所含的可可碱会渗入母乳堆积在婴儿体内,可能会伤害神经系统和心脏,并使肌肉松弛、排尿量增加,导致婴儿消化不良、睡眠不稳和哭闹。

Q 为什么坐月子要少吃油炸食物?

A 产后妈妈体质虚弱,应多吃一些营养丰富且易消化的食物,以帮助身体早日康复。但有一些地方的习惯,会让产妇吃大量的油条,这是没有医学根据的。油炸食物较难消化,而产妇在生产完后消化系统会较脆弱,并且油炸过后的食物在油炸过程已经流失很多营养成分,所以产妇要少吃油炸食物。

Q 产妇要不要忌食山楂?

A 我们知道孕妇不可以大量食用山楂,因为会刺激子宫收缩,甚至导致流产。而产妇刚好相反,不但可以吃,还应该多吃。据《本草纲目》记载,山楂可以治腹中疼痛,有助于产妇的子宫收缩和将恶露排出,对产褥期的恢复有很大的帮助。因此,产妇应该适当吃些山楂。

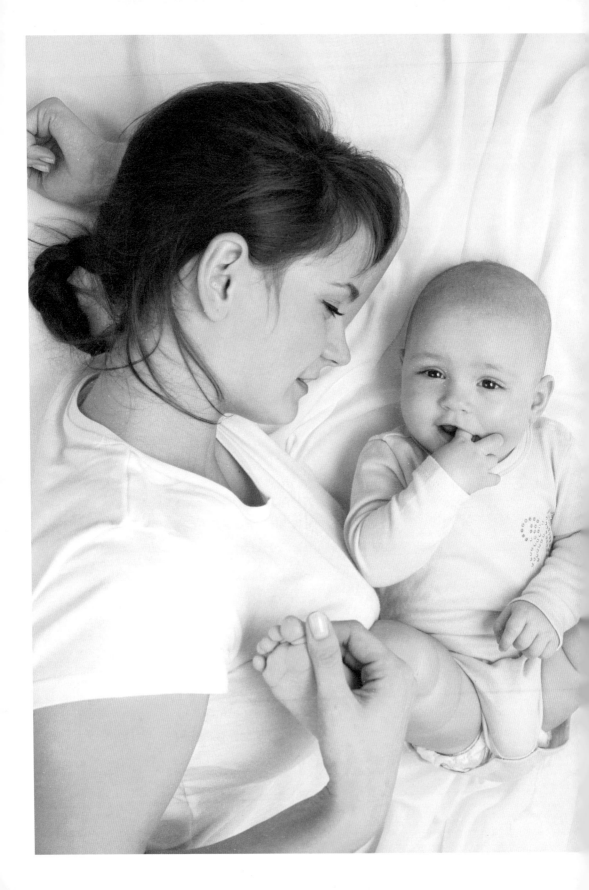

Part

03

新生儿护理与保健

　　一个宝宝的到来，往往会开启一个家庭生活全新的一页。对于毫无育儿经验的新手爸妈来讲，照顾刚刚出生的宝宝就是一件难事。要怎样护理娇嫩的新生儿？如何做好新生儿的保健？本章节着重介绍了新生儿的生长发育特征、新生儿的日常护理方法、母乳喂养和配方奶喂养知识、新生儿的日常保健及常见疾病防治等内容，让新手爸妈也能轻松育儿。

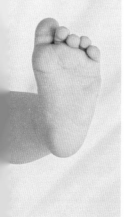

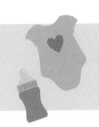

新生儿的生长发育

新生儿定义

新生儿是指胎儿自娩出时开始至 28 天之前的婴儿。这时，新生儿的身长为 50 ~ 53 厘米，平均体重为 3 ~ 3.3 千克，平均头围达 35 厘米。在此期间，小儿脱离母体转而独立生存，所处的内外环境发生极大的变化，适应能力尚不完善，在生长发育和疾病方面具有非常明显的特殊性，且发病率高，死亡率也高，因此新生儿期被列为婴儿期中的一个特殊时期，需要对其进行特别的护理。

新生儿生长发育

·头部

刚出生时，婴儿的头部占全身的 1/3，但是身长只有成年人的 1/20，头部占全身比例大。新生儿头顶上的 5 块头骨还未完全密合，因此能触摸到囟门。囟门就是在宝宝头顶上一块没有头骨的柔软部位，该部位被厚厚的头皮覆盖着，因此不容易受伤。随着骨骼的成长，囟门会逐渐变小，1 岁半左右时基本消失。

·头发

大多数婴儿在妈咪肚内 16 周时，就已经开始长头发，因此在出生时就会带着一头长发。出生 3 个月后，头发会开始渐渐脱落，加上宝宝在此时大多保持躺卧的姿势，容易在跟枕头接触的部位出现更为明显的掉发症状，头发会全部脱落，大约 1 周岁以后开始长出新头发。

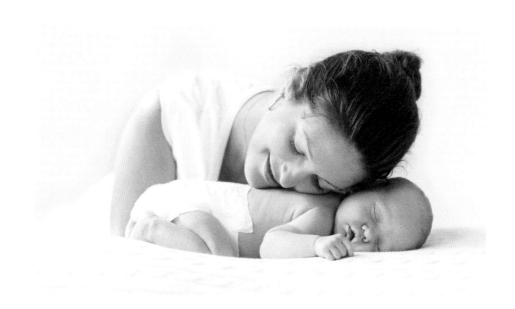

· 胸部

　　不管是男婴还是女婴，乳房都向外凸出，且会呈现肿胀的状态，有时甚至出现硬块，或者流出乳汁。此时不能挤压胎儿的乳头，否则容易导致感染。过了头几周，就能恢复正常状态。

· 肚脐

　　婴儿出生后脐带要被剪断，且要捆扎脐带残留的部分。宝宝刚出生时，脐带就像透明的果冻一样柔软而湿润，但是很快就会干瘪，并在 1 ~ 2 周后自行脱落。在脐带脱落之前，禁止在浴盆里面洗澡，并且在洗完澡后要对脐带进行消毒，以避免细菌感染。

· 手指甲与脚趾甲

　　刚出生的婴儿有手指甲与脚趾甲，因此有些人感到很诧异，其实这是正常的现象，因为宝宝在妈咪肚内约第 16 周时，就开始形成指甲，并在妈咪怀孕末期，指甲就已经发育完全了。

• 皮肤

足月新生儿皮肤会充满皱褶，晚产儿会出现更多的皱褶，而若是早产儿则会呈现较为光滑的皮肤。皱褶通常会在出生 4 周后，随体重的增长而消失。同时，婴儿全身会被一层白色黏稠的物质覆盖，称为"胎儿皮脂"，主要分布在脸部和手部。皮脂具有保护作用，可在几天内被皮肤吸收，但如果皮脂过多地聚积于皮肤褶皱处，应给予清洗，以防对皮肤产生刺激。新生儿皮肤的屏障功能较差，病原微生物易通过皮肤进入血液而引起疾病，所以应加强皮肤的护理。出生 3 ~ 5 天，胎脂去除干净后，可用温水给婴儿洗澡，但应选用无刺激性的香皂或专用洗澡液，洗完后必须用水完全冲去泡沫，并擦干皮肤。

• 呼吸

由于呼吸中枢发育不成熟，肋间肌较弱，且新生儿的呼吸运动主要依靠膈肌的上下升降来完成，使得新生儿呼吸运动比较浅，且呼吸节律不齐，每分钟约 45 次，并且在出生头两周呼吸频率波动会较大，每分钟 40 次以上，个别可能达到每分钟 80 次，这是正常的生理现象。尤其在睡眠时，呼吸的深度和节律呈不规则的周期性改变，甚至可出现呼吸暂停，同时伴有心率减慢，紧接着有呼吸次数增快、心率增快的情况发生，亦是正常现象。但当新生儿每分钟的呼吸次数超过了 80 次，或者少于 20 次时，爸妈就要注意了，应该及时带宝宝看医生。

• 体温

一般来说，新生儿在刚出生时体温在 37.6~37.8℃，出生半小时到 1 小时之后会下降 2~3℃，以后再慢慢回升至正常，并维持在 37℃。新生儿的体温调节能力较差，因此当室温较高时，宝宝的体温也较易跟着升高，且呼吸会跟着加快，反之亦然。因此，家里温度最好保持在 24 ~ 26℃，且随着气温变化为宝宝加减衣物。新生儿体温超过 40℃，可以引起惊厥发作，甚至造成脑损伤，故爸爸妈妈要对宝宝的体温有即时性的敏锐度。要判断新生儿是否发热，可以摸宝宝额头感受热度。如果要给新生儿测量准确的体温，方法主要有腋下测量、肛门内测量和口腔内测量三种。一般而言，宜采用腋下测量和肛门内测量。正常新生儿的肛温在 36.2~37.8℃，腋下温度在 36~37℃，新生儿肛温若超过 37.8℃，或腋温超过 37℃，即为发热。

·血液循环

　　新生儿诞生的最初几天，由于新生儿动脉导管暂时没有关闭，血液流动时，宝宝的心脏可能会有杂音，这属于正常的生理现象。同时，新生儿心率波动范围较大，在出生后24小时内，心率可能会在每分钟85～145次波动，生后一周内，可能会在每分钟100~180次波动；生后2~4周内，可能会在每分钟120~190次波动，这些也都是正常的。许多新手爸妈常常因为宝宝心跳快慢不均而心急火燎，这是不了解新生儿心率特点造成的。

　　新生儿血液多集中于躯干，四肢血液较少，所以四肢容易发冷，血管末梢容易出现青紫，因此要注意为新生儿宝宝肢体保温。

·视觉

　　婴儿出生时对光就有反应，眼球呈无目的的运动。初生1～2周，就能看到周围的事物，甚至还能凝视妈咪的脸，但焦距只有20～25厘米，因此只能模糊地分辨人脸。4周后的新生儿可注视物体或灯光，并且目光随着物体移动；过强的光线对婴儿的眼睛及神经系统有不良影响，因此

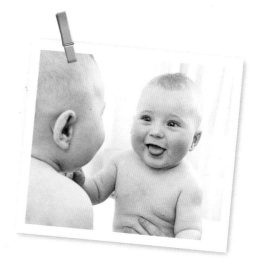

新生儿房间的灯光要柔和，不要过亮，光线也不要直射新生儿的眼睛；需要外出时，眼部应有遮挡物，以免受到阳光刺激。到6～8周，胎儿已能分辨明暗，遇到强光会闭眼。

·嗅觉和味觉

　　新生儿的嗅觉比较发达，已能辨别出妈妈身上的气味儿，刺激性强的气味会使他皱鼻、不愉快。同时，新生儿的味觉也相当发达，能辨别出甜、苦、咸、酸等味道。因此，从新生儿时期起，喂养婴儿就要注意不要用果汁代替白开水，牛奶也不要加糖过多，以免甜味过重，应按5%～8%的比例加糖。否则如果每次

喝水都加果汁或白糖，以后再喂他白开水，他就不喝了；如果吃惯了母乳再换牛奶，他会拒食。

·听觉

刚出生的婴儿，耳鼓腔内还充满着黏性液体，妨碍声音的传导，随着液体的吸收和中耳腔内空气的充满，其听觉的灵敏性逐渐增强。新生儿睡醒后，妈妈可用轻柔和蔼的语言和他说话，也可以放一些柔美的音乐给他听，但音量要小，因为新生儿的神经系统尚未发育完善，大的声响可使其四肢抖动或惊跳，因此新生儿的房间内应避免吵杂的声音，保持安静。

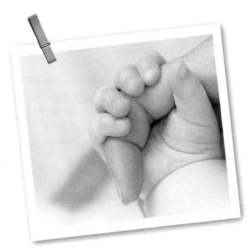

·触觉

新生儿的触觉很灵敏，妈妈应当多抱抱婴儿，使其更多地享受母亲的爱抚。此时轻轻触动宝宝的口唇便会出现吮吸动作，并转动头部。触其手心会立即紧紧握住，在哭闹时将其抱起会马上安静下来。

·肠胃

新生儿已能够适应较大量流质食物的消化吸收，因其消化道面积相对较大，肌层薄。但在出生两周内食管和胃的肌肉发育不全，尤其是胃的出口（幽门）比入口（贲门）肌肉发育好，导致新生儿喝奶后容易溢乳。此外，新生儿的小肠吸收能力较好，肠蠕动较强，排便次数也多。

·泌尿

90% 的新生儿在出生后 24 小时内会排尿，如新生儿超过 48 小时仍无尿，需找寻原因。出生几天的新生儿因吃得少，加上皮肤和呼吸可蒸发水分，每日仅排尿 3 ~ 4 次。这时，应该让新生儿多吮吸母乳，或多喂些水，尿量就会多起来。

之后的新生儿在正常情况下每天排尿 20 次左右，尿液的颜色呈微黄色，一般不染尿布，容易洗净。但有时排出的尿会呈红褐色，稍混浊，这是因为尿中的尿酸盐结晶所致，2～3 天后会消失。另外，新生儿肾脏的浓缩功能相对不足，如果乳汁较浓，就可能导致新生儿血液中尿素氮含量增高，尿素氮是人体内的有毒物质，对新生儿来说危害更大，所以，以配方奶喂养的宝宝要特别注意奶液不要配制过浓。另外，母乳喂养的妈妈亦应注意适当减少自身盐的摄入量，因为新生儿肾脏功能还不成熟，排出钠的能力低。刚出生的宝宝多喝母乳，可以帮助尿量增多。

· 排便

新生儿会在出生后的 12 小时之内首次排出胎便，这是胎儿在子宫内形成的排泄物，颜色多为墨绿色。胎儿可排两三天的胎便，之后将逐渐过渡到正常新生儿大便。如果新生儿在出生后 24 小时内都没有排出胎便，就要及时看医生，以排除有肠道畸形的可能。正常的新生儿在白天大便的次数是 3~4 次，且大便呈金黄色、黏稠、均匀、颗粒小、无特殊臭味。若喂母乳的婴儿消化情况比较好，大便的次数较多。喝奶粉的宝宝大便比较容易变硬或便秘，因此最好在两次喂奶间加喂少许开水，可以减少便秘的几率。

· 睡眠

新生儿诞生初期睡眠大多不分昼夜，每天的睡眠时间可达 20 小时以上，晚期新生儿睡眠时间有所减少，每天在 17 小时左右。国外有科学家研究指出：新生儿的睡眠可分三种状态。一种是安静睡眠状态，这时的婴儿脸部肌肉放松，双眼闭合，全身除了偶尔的惊跳及轻微的嘴巴颤动以外，几乎没有其他的活动，且呼吸均匀，处于完全休息状态；第二种是活动睡眠状态，这时婴儿的双眼通常是闭合的，眼睑有时颤动，经常可见

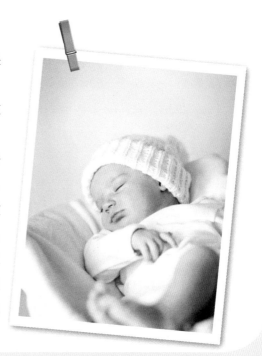

眼球在眼睑下快速运动；手臂、腿和整个身体偶尔有些活动；脸上常有微笑、皱眉、噘嘴、作怪表情等；呼吸稍快且不规则。婴儿在睡醒前通常处于这种活动睡眠状态。以上两种睡眠时间各占一半；第三种则是瞌睡状态，通常发生在入睡前或刚醒后，这时婴儿的双眼半睁半闭，眼睛闭合前眼球通常向上滚动，目光显得呆滞，反应变得迟钝，有时会有微笑、噘嘴、皱眉及轻度惊跳。婴儿处于这种睡眠状态时，要尽量保持安静的睡眠环境。姿势方面，新生儿采取俯卧位睡姿最合适；俯卧睡姿则可以促进大脑发育、锻炼胸式呼吸，还可使宝宝较不容易胀气，但是俯卧睡姿要在新生儿觉醒状态下，并且有人看护时才可尝试，因为俯卧睡姿容易造成宝宝窒息。另外，尽量不要采取侧卧睡姿，如果无人看护，侧卧睡姿很容易转变成俯卧睡姿，极易造成新生儿窒息。

• 姿势

　　刚出生的宝宝一天约有 16 ~ 20 小时都在睡觉。在第一周，除了喝奶的时间，宝宝几乎都在睡觉，此时大部分婴儿都采取胎内的姿势睡觉。如果子宫内的位置异常，宝宝出生后也会以子宫内的姿势睡觉。但是随着他不断成长，睡觉的时间会逐渐减少，清醒状态下的新生儿总是双拳紧握，四肢屈曲，显出警觉的样子。新妈妈可以尝试一下用手轻触宝宝身体的任何部位，宝宝反应都是一样的：四肢会突然由屈变直，并出现抖动。其实这不过是宝宝对刺激的类化反应，而非受到惊吓，不必紧张。需注意的是，新生儿颈、肩、胸、背部肌肉发育尚不完善，不足以支撑脊柱和头部，因此爸爸妈妈在抱宝宝时，千万注意不能竖着抱，必须用手把宝宝的头、背、臀部几点固定好，以免对新生儿脊柱造成损伤。

• 原始反射

　　新生儿的反射反应是指婴儿对某种刺激的反应，一般情况下，婴儿是从这些原始反射开始逐渐发展成复杂、协调、有意识的反应，因此婴儿的任何反应都成为判断婴儿的神经和肌肉成熟度的宝贵资料。反射反应的种类达几十种，下面只介绍新生儿检查中常用的几种反射反应：

握拳反射

　　研究结果显示：握拳反射与想抓住妈妈的欲望有密切的关系。一般情况下，婴儿能自由地调节握拳动作后，才能任意抓住东西。如果轻轻地刺激婴儿的手掌，婴儿就会无意识地用力抓住对方的手指。如果拉动手指，婴儿的握力会愈来愈大，甚至能提起婴儿。脚趾的反应没有手指那样强烈，但是跟握拳反射一样，婴儿能缩紧所有的脚趾。

迈步反射

在1周岁之前，婴儿都不能走路，但是出生后即具有迈步反射能力。让婴儿站立在平整的地面上，然后向前倾斜上身，这样就能做出迈步的动作。另外，如果用脚背接触桌子边缘，就能像上台阶一样向桌子上面迈步。此外，在悬空状态下，婴儿处于非常不安的状态，就会试图踩住脚底下的东西，因而做出迈步反射。

觅食反射

觅食反射是饥饿时最容易出现的反射。如果轻轻地刺激婴儿嘴唇附近，婴儿就会自动向刺激方向扭头，然后伸出嘴唇。

起身反射

抓住婴儿的双手，然后轻轻地拉起，婴儿就会无意中做出用力起身的动作。

摩罗反射

该反射是指婴儿保护自己的反射，即当婴儿受到某种刺激，或是突然失去支撑时，会呈现伸直双臂的状态，接着婴儿就像抱妈妈一样，会将手臂弯曲并往前抱胸，且将膝盖向胸部蜷屈，并常伴随哭闹声。

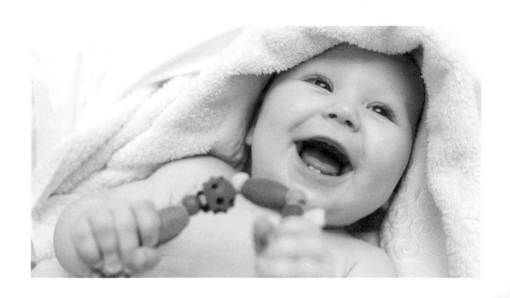

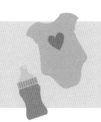

一个月宝宝的变化

新生儿的平均体重、身长、头围、胸围

• 体重

正常足月新生儿出生时体重在 2500 ~ 4000 克之间。如果出生体重小于 2500 克则为低出生体重儿，这类宝宝较为危险，需采取特殊护理或治疗措施；如果出生体重大于 4000 克则为巨大儿，一般不需要采取特殊处理，但对体重超出正常范围太多者应作进一步检查。

• 身长

正常足月新生儿出生时身长在 47 ~ 52 厘米，平均为 50 厘米左右。到满月时男童身长平均约为 54.5 厘米，女童身长平均约为 53.5 厘米。

• 头围

正常足月新生儿出生时头围平均为 34 厘米左右，满月时平均增加 2 ~ 3 厘米，此时可达 36 ~ 37 厘米。头围过大或过小均要到医院检查以排除异常情况（如脑积水、小头畸形等）。

• 胸围

正常足月新生儿出生时胸围比头围小 1 ~ 2 厘米，一般为 31 ~ 33 厘米。满月时胸围可达 36 厘米左右。

TIPS

从出生时脐带结扎算起，至出生后 28 天内的宝宝，称为新生儿期，即指满月前的宝宝，俗称"月月娃"。

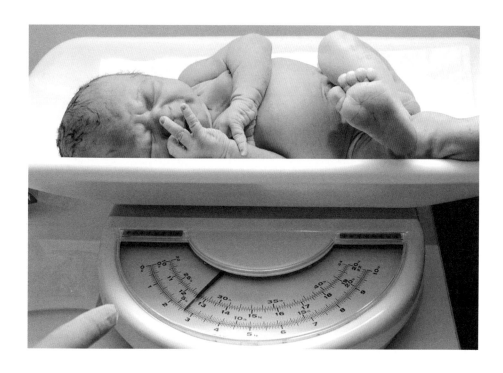

· 新生儿最初的模样

    新生儿的头部大于身体，占全身的三分之一。头顶的 5 块头骨还未完全密合，能触摸到囟门和柔软的部分，1 岁半左右时基本消失。新生儿的眼睛能看事物的焦距只有 20 ～ 25 厘米，这个距离相当于妈妈抱着婴儿时与婴儿之间的距离。如果抱起婴儿，婴儿就能与妈妈的眼睛对视。很多新生儿在胎内已长了头发，多数呈黑色，要 1 周岁后才能长出新头发。在这之前，胎毛会全部脱落。不管是男婴还是女婴，刺激妈妈乳房的激素会影响婴儿的乳腺，因此婴儿的乳房都向外凸出，有时还会流出母乳，但是如果挤奶就容易感染。过了头几周，就能恢复正常状态。刚出生的婴儿有手指甲与脚趾甲，因此有些人感到很诧异，其实这是正常的现象。在胎内，妈妈的荷尔蒙会刺激女婴的子宫内膜，但是出生后，这些荷尔蒙不会再刺激婴儿，因此女婴的子宫膜会脱落，会出现像月经一样的出血，这是正常的现象，在青春期之前不会再出现这些现象。婴儿出生后脐带要被剪断，并要捆扎脐带残留的部分。脐带就像透明的果冻一样柔软，但是很快就会干瘪，几天后，脐带就会脱落。

新生儿第 1 周 ~ 第 4 周的变化

·新生儿第 1 周的变化

出生 1 周的新生儿由于哺乳量不足，排出胎便，体重会暂时下降，即"生理性体重下降"，一般下降不超过 400 克，会从第 4、5 天开始回升。出生 1 周的新生儿耳朵可能是瘪的，还有可能两边不一致，几天后可慢慢舒展开来并渐渐一致，腹部较软且膨隆。到了第 2 ~ 3 天，新生儿的皮肤开始变黄，最明显的部位是眼白、手掌心和脚底板，即为生理性黄疸，正常情况下会随着时间推移逐渐消失，父母不必担心。新生儿出生后脐带被扎结、切断，留下蓝白色的残端，几小时后，残端会变成棕白色，以后逐渐干枯、变细，最后变成黑色，一般在出生后 3 ~ 7 天脱落。脐带初掉时创面发红，稍湿润，几天后能完全愈合，并随着身体内部脐血管的收缩，皮肤被牵扯、凹陷而成脐窝。

·新生儿第 2 周的变化

到了这一周，新生儿已经可以恢复到出生时的体重。但如果出生 10 天后体重仍在下降的新生儿，父母则应该多加注意。这一时间段的新生儿，其四肢运动是不自主的、无意识的条件反射，比如受到较大声音的惊吓时，四肢会下意识地向胸前抱拢，这是新生儿特有的拥抱反射。新生儿从出生到 5 ~ 6 天，还会有一种神奇的本领——行走反射，从第 8 天开始即可利用这一能力加以训练，能帮助学会走路，促进大脑发育和智力发展。这一周的新生儿基本处于"吃饱就睡，睡醒就吃"的状态，吃奶及大小便次数多且尚无规律，还会时不时哭闹，可以多给予拥抱和抚慰。此时，新生儿头部的绒毛会开始脱落，而之前的黄疸也会开始自然消失。

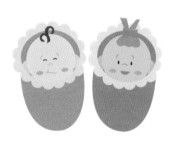

188

·新生儿第3周的变化

出生3周的新生儿身体还很柔软，抱着的时候要注意托住其颈部和腰臀部。这一周的新生儿已经初步显现出不同的性格特点，有的好哭好动，有的文静乖巧，这是由新生儿不同的神经类型和气质类型所决定的，只要适应了新生儿的性格、脾性，就能更好地照顾新生儿，使其更健康地成长。这一周的新生儿各种条件反射都已建立，会自动抓住碰触掌心的人的手指，会在要哺乳时将头左右摇摆，张开小嘴主动去找妈妈的乳头，会感应到物体的靠近并不由自主地眨眼睛等等。这一周的新生儿可能会出现脱皮现象，这属于正常的生理现象，因为新生儿皮肤的最外层表皮不断新陈代谢，旧的上皮细胞脱落，新的上皮细胞才能生成。

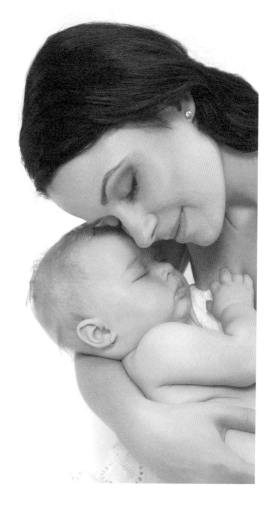

·新生儿第4周的变化

到了第4周，新生儿的颈部力量已有所加强，其胳膊和腿在活动时的动作也协调了一些，对控制肌肉的能力有所加强。此时的新生儿已经可以趴在床上或大人的胸前，以腹部为支撑，把头稍稍抬起一会儿，还能左右转动脑袋。这一时间段的新生儿已初步形成了自己的睡眠、吃奶和排便规律及习惯，有的新生儿夜里能睡4～6小时长觉，有的则还需要在夜里喂2~3次奶。

第 1 周新生儿的发育情况

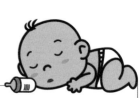

体重	出生 1 周的新生儿，男婴的体重在 2.26 ~ 3.73 千克，女婴的体重在 2.7 ~ 3.6 千克。
身长	出生 1 周的新生儿，男婴的身长在 45.2 ~ 52.2 厘米，女婴的身长在 44.7 ~ 51.4 厘米。
视觉	出生 1 周的新生儿视觉范围有限，只能看到范围在 15 厘米远、45° 范围内的物体。
听觉	出生 1 周的新生儿听觉会比刚出生时有所增强，很敏感，头会转向发出声音的方向，眼睛也会去寻找声源。
触觉	出生 1 周的新生儿触觉很灵敏，轻轻触动其口唇便会出现吮吸动作，并转动头部。
味觉	出生 1 周的新生儿具备良好的味觉，能仔细地辨别出不同食物的滋味，如甜、苦、咸、酸等味道。
嗅觉	出生 1 周的新生儿嗅觉比较发达，能辨别出妈妈身上的气味，识别不同气味，对刺激性强的气味会皱鼻。

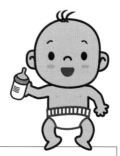

第2周新生儿的发育情况

体重	出生2周的新生儿，男婴的体重在2.58～4.18千克，女婴的体重在2.54～4.1千克。
身长	出生2周的新生儿，男婴的身长在46.9～54厘米，女婴的身长在46.4～53.2厘米。
视觉	出生2周的新生儿视觉相比第1周会有所增强，能注视处于20～45厘米范围内的物体。
听觉	出生2周的新生儿听觉会得到一定程度的发展，会在听到较大的声音，如大人大声说话的声音时，出现眨眼或吸吮的动作。
触觉	出生2周的新生儿会出现踏步反射，当大人扶住新生儿向前，新生儿会做出类似行走一样的迈步动作。这一周的新生儿的双手通常呈握拳状，或只稍微张开。
味觉	出生2周的新生儿味觉比上一周进步了很多，已相当完善，能比之前更快分辨出酸、甜、苦、辣等味道。
嗅觉	出生2周的新生儿嗅觉相比第1周要有所进步，能更快找到妈妈，会依赖妈妈身上的气味，也很容易就能记住不同气味，并做出不同反应。

第3周新生儿的发育情况

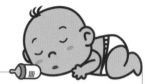

体重	出生3周的新生儿，男婴的体重在2.93～4.66千克，女婴的体重在2.85～4.65千克。
身长	出生3周的新生儿，男婴的身长在48.6～55.8厘米，女婴的身长在48～55厘米。
视觉	出生3周的新生儿已经可以与人对视，尤其喜欢被妈妈温柔地注视着。此时的新生儿会喜欢图案，或者颜色比较鲜艳的图片。
听觉	出生3周的新生儿听觉会进一步发展，当大人在身边说话时，会用眼睛去寻找声源，并给予关注，还会做出表情反应。
触觉	出生3周的新生儿会想要尝试抓握物体，对身边的小物件如拨浪鼓等，能持续握住约2秒钟。
味觉	出生3周的新生儿会依赖母亲的乳汁味道，会对喜欢的味道产生更大的兴趣，会主动寻找自己喜欢的味道。
嗅觉	出生3周的新生儿嗅觉会继续发育，会关注自己身上的味道，也会对处在身体周围较近位置的物体带有的味道产生兴趣。

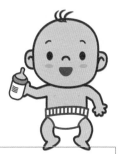

第 4 周新生儿的发育情况

体重	到了这一周的新生儿已接近满月。男婴的体重在 3.09 ~ 6.33 千克，女婴的体重在 2.98 ~ 6.05 千克。
身长	出生 4 周的新生儿，男婴的身长在 48.7 ~ 61.2 厘米，女婴的身长在 47.9 ~ 59.9 厘米。
视觉	出生 4 周的新生儿的眼睛已经发育较健全，能看清楚近距离的人和物，目光也会跟随眼前的物体进行水平移动。此时的新生儿还会喜欢看线条较粗、图案简单、颜色鲜明的图画以及人脸。
听觉	出生 4 周的新生儿已经可以听见距离自己 50 厘米以内的声音来源，还会向声音传来的位置转头。
触觉	出生 4 周的新生儿触觉更加灵敏，虽不能用言语表达，但已经能大致分辨自己抓住的物体是什么，抓握的时间能持续到 5 秒钟左右。
味觉	出生 4 周的新生儿已经有完整的味觉，还会养成自己对味道的喜好，对喜欢的味道会接受，讨厌的味道会抗拒。
嗅觉	出生 4 周的新生儿完全能辨别出妈妈的气味，闻到自己喜欢或熟悉的东西的味道，还会表现出开心、兴奋的样子。

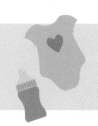

新生儿的日常护理

正确包裹新生儿

　　优质的包裹是新生儿保温的必要装备，而不当的包裹只会给新生儿带来很多不利的影响。很多家长喜欢把婴儿严严实实地包起来，外面再用布带子将新生儿捆起来，像一根蜡烛一样，俗称"蜡烛包"。这样抱起来是容易了，但是对新生儿来说有害无益的。新生儿离开母体后，四肢仍处于外展屈曲的状态，强行将新生儿下肢拉直，不仅妨碍其活动，也影响皮肤散热，汗液及粪便的污染也易引起皮肤感染。很多人认为将伸直的两下肢包起来，再结结实实地捆上带子，可以防止"罗圈腿"。其实"罗圈腿"发生的原因是体内缺乏维生素 D 和钙，这样做反而会引起新生儿髋关节脱位。因此，应提倡让新生儿四肢处于自然放松的体位，任其自由活动。新生儿如需包裹，应以保暖舒适、宽松为原则。

给新生儿测体温

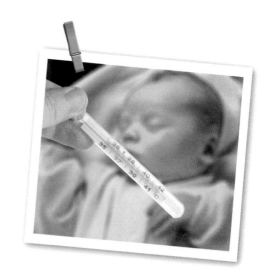

　　父母要经常给宝宝量体温。有一种儿童专用的液晶体温计，只需在宝宝的前额或颈部轻轻一压，保持 15 秒，液晶颜色停止变化，即可读取温度。此外，一些数字型的电子体温计也适合宝宝使用。除电子体温计外，传统的水银玻璃体温计由于测量结果较准确，许多家庭还在使用。

新生儿的眼部、口腔护理

新生儿刚出生时，口腔里常带有一定的分泌物，这是正常现象，无需擦去。新生儿的口腔黏膜娇嫩，切勿造成任何损伤。牙齿边缘的灰白色小隆起或两颊部的脂肪垫都是正常现象，切勿挑割。如口腔内有脏物，可用消毒棉球擦拭。每次洗脸前，妈妈应先将新生儿的眼部擦洗干净，平时也要注意及时将分泌物擦去。如果分泌物过多，可滴氯霉素眼药水，每眼每次滴药 1 滴，每日 4 次。

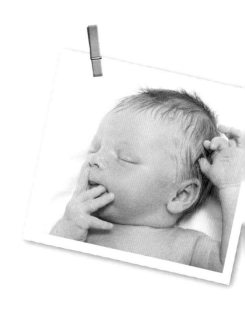

新生儿的脐带护理

爸妈应密切观察新生儿脐部情况，包扎脐带的纱布要保持清洁，注意观察有无渗血现象，渗血较多时应将脐带扎紧一些并保持局部干燥，脐带没掉之前切勿打开纱布。脐带脱落后可给婴儿洗盆浴，并用 70% 的酒精擦拭肚脐，保持清洁和干燥。根部痂皮需待其自然脱落，若露出肉芽肿就可能妨碍创面愈合，可用 5% ~ 10% 的硝酸银水点灼一下，再擦点消炎药膏。脐带根部发红或脱落后伤口总不愈合，脐部湿润流水，可擦点 1% 的紫药水后包扎。注意切勿用手指触摸婴儿的肚脐。

TIPS

新生儿的指甲长得非常快，有时一个星期要修剪两三次。为了防止新生儿抓伤自己或他人，应及时为其修剪。

新生儿的皮肤护理

宝宝刚生下来时皮肤结构尚未发育完全，不具备成人皮肤的许多功能，因此妈妈在照料时一定要细心护理，有时稍有不慎，便会惹出不少麻烦，给妈妈和宝宝的生活带来很大的烦恼。

脸部皮肤	新生儿经常吐口水及吐奶，平时应多用柔软湿润的毛巾替新生儿擦净面颊；秋冬时更应该及时涂抹润肤膏，增强肌肤抵抗力，防止肌肤红肿或皲裂。
耳朵护理	耳朵内的污垢可采用棉签旋转的方法取出，但注意，只限于较浅的部位，不能插进过深，防止损伤鼓膜和外耳道。
臀部护理	新生儿的臀部非常娇嫩，要注意及时更换尿片。更换尿片时最好用小儿柔润湿纸巾清洁臀部残留的尿渍、屎渍，然后涂上儿童专用的护臀霜。
皮肤护理	给宝宝换衣服时，发现有薄而软的小皮屑脱落，是皮肤干燥的现象。在皮肤上涂些润肤露即可防止。夏季要让宝宝在通风和凉爽的地方进行活动，浴后在擦干的身上涂抹少许爽身粉，预防痱子。

新生儿的生殖器护理

男婴包皮往往较长，很可能会包住龟头，内侧由于经常排尿而湿度较大，容易隐藏脏物，易形成白色物质（称为包皮垢），因此，在为男婴清洗生殖器时动作要轻柔，将包皮往上轻推，露出尿道外口，用棉签蘸清水绕着龟头作环形擦洗，擦净后再将包皮恢复原状。阴囊与肛门之间的部位叫会阴，这里也会积聚一些残留的尿液或肛门排泄物，也需用棉签蘸清水擦洗干净。在为女婴清洗生殖器时要将阴唇分开，用棉签蘸清水，由上至下轻轻擦洗，但忌用含药物成分的液体和皂类，以免引起外伤、刺激和过敏反应。

新生儿的正确抱法

新生儿的身体较柔软，抱时一定要多加小心，不宜经常变换姿势。

·抱新生儿的两种方法

当要抱新生儿时，可先用眼神或说话使其注意，同时伸手将他慢慢抱起。

1 腕抱法

是指将宝宝的头放在左臂弯里，肘部护着宝宝的头，左腕和左手护背和腰部，右小臂从宝宝身上伸过护着宝宝的腿部，右手托着宝宝的屁股和腰部。这一方法是比较常用的姿势。

2 手托法

用左手托住宝宝的背、脖子、头，右手托住他的小屁股和腰。这一方法多用于把宝宝从床上抱起和放下。

·抱新生儿的注意事项

1 不要竖抱新生儿

新生儿此时颈肌还没完全发育，颈部肌肉无力，如果竖抱，头的重量全部压在颈椎上，会对脊椎带来损伤。这些损伤若当时没有发现，则可能影响孩子将来的生长发育。所以抱宝宝要横抱，不宜竖抱。

2 让新生儿紧贴妈妈的左胸

将新生儿的头部放在妈妈的左侧，有意将其耳朵贴近心跳处，能听到心跳的节律。因为在母体内听惯了母亲的心跳，出生后的新生儿再听到这样熟悉的声音，就会产生一种亲切感，从而很容易适应这种情境，而使情绪平稳。

新生儿的洗浴护理

· 洗澡前的准备

1	将洗浴所需物品备齐，如消毒脐带的物品，预换的婴儿包被、衣服、尿片以及小毛巾、大浴巾、澡盆、冷水、热水、婴儿爽身粉等。
2	检查自己的指甲，以免擦伤宝宝，再用肥皂洗净双手。
3	最好使室温维持在 26 ~ 28℃，水温则以 37 ~ 42℃为宜。可在盆内先倒入冷水，再加热水，再用手腕或手肘试一下，使水温恰到好处。
4	沐浴时要避免阵风的正面吹袭，以防着凉生病。
5	沐浴时间应安排在给婴儿哺乳 1 ~ 2 小时后，否则易引起呕吐。

· 洗澡的顺序

先洗头面部。将婴儿包好后，身体托在前臂上置于腋下，用手托住头，拇指和中指放在婴儿耳朵的前缘，以免洗澡水流入耳道。用清水轻洗面部，由内向外擦洗。头发可用婴儿皂清洗，然后再用清水冲洗干净。洗完头面部后，脐带已经脱落的新生儿可以撤去包布，将身体转过来，用手和前臂托住新生儿的头部和背部，把婴儿身体放入水中，注意头颈部分不要浸入到水里，以免洗澡水呛入口鼻。清洗时由上向下，重点清洗颈部、腋下、肘窝和腹股沟等处。

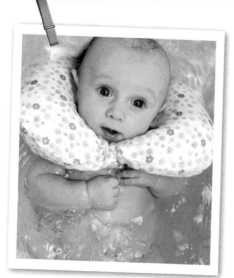

洗完腹面再洗背面，用手托住婴儿的胸部和头，由上到下清洗背部，重点洗肛周和腋窝。洗毕立即用干浴巾包裹，然后在皮肤皱褶处涂少许爽身粉。要注意，新生儿尤其是早产儿，体温调节功能差，体温调节中枢发育未成熟，当环境温度改变程度超越机体调节能力时，就会造成发热或体温过低。

新生儿尿布的选择

1 宜用柔软、吸水性强、耐洗的棉织品。

2 要注意清洗、揉搓、消毒、晾晒后再使用。颜色以白、浅黄、浅粉为宜，忌用深色，尤其是蓝、青、紫色的。

3 尿布不宜太厚或过长，以免造成下肢变形，尿湿时还易污染脐部。

4 要选择适合新生儿身材大小的尿布，不仅要穿着舒适、透气性好，还应注意及时更换，以防新生儿出现尿布疹。

给新生儿正确穿脱衣服

父母在给新生儿穿脱衣服时，可先给予一些信号，抚摸皮肤，轻轻与其交谈，使新生儿心情愉快、身体放松，然后再开始动作轻柔地穿脱衣服。穿衣服时，让宝宝躺在床上，先将你的左手从衣服的袖口深入袖笼，使衣袖缩在你的手上，右手握住婴儿的手臂递交给左手，然后右手放开婴儿的手臂，左手引导着婴儿的手从衣袖中出来，右手将衣袖拉上婴儿的手臂。脱衣服时，同样先用一只手在衣袖内固定婴儿的上臂，然后用另一只手拉下袖子。穿脱裤子的方法与上相同，也是需要一手在裤管内握住小腿，另一手拉上或脱下裤子。

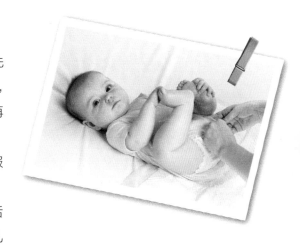

TIPS

婴儿的衣服宜选购质软保暖透气的，内衣裤最好选购棉布质地的，式样宽松舒适的。

新生儿衣物的清洗

·新生儿的衣物买回来就要清洗

新购买的宝宝衣物一定要先清洗，因为衣服制造过程中可能会加入苯或萤光剂，清洗一方面能减少化学品残留，另一方面可以通过紫外线杀菌消毒。

·成人与宝宝的衣服要分开洗

因为成人活动范围广，衣物上细菌多，若与宝宝的衣物同时洗，易交叉感染，稍不注意就会引发宝宝的皮肤问题。同时，宝宝的内衣最好单独手洗。

·用洗衣液清洁宝宝衣物

洗衣粉含磷、苯、铅等有害物质，附着在衣物上，易使宝宝皮肤粗糙、发痒，甚至引起接触性皮炎、婴儿尿布疹等。因此，建议用洗衣液代替洗衣粉，以便彻底清除污渍而无残留，并且能减少衣物纤维的损害，从而保持宝宝衣物柔软。

·漂白剂要慎用

借助漂白剂使衣服显得干净的办法并不可取，因为它对宝宝皮肤极易产生刺激。而且漂白剂进入人体后，能和人体中的蛋白质迅速结合，不易排出体外，长期接触皮肤会使婴儿不舒服，甚至引起疹子、发痒等现象。

·漂洗过程也很重要

洗净污渍只是完成了洗涤程序的三分之一，而接下来的漂洗绝对是重头戏，要用清水反复过水洗两三遍，直到水清为止，否则，残留在衣物上的洗涤剂或肥皂对孩子的危害绝不亚于衣物上的污垢。

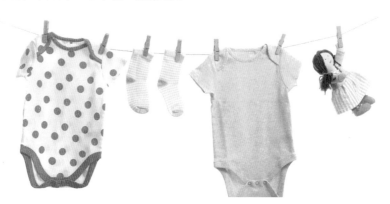

正确对待新生儿哭泣

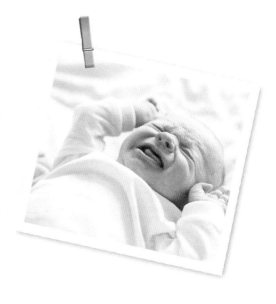

·饥饿

　　宝宝一哭，首先要检查一下他是否饿了。如果不是，再找其他原因。

·不舒服

　　用手摸宝宝的腹部，如果发凉，应加盖毛毯或被子；如果发热，宝宝看上去面色发红，可扇风或用温水洗澡。此外，如果尿布湿了也会使宝宝不舒服，应及时更换。

·消化不良和腹绞痛

　　婴儿因腹胀、消化不良而哭泣，通常都与饮食有关，可试着喂些热水，或轻轻按摩婴儿的腹部。人工喂养的婴儿要注意调整一下奶粉的配方。

·感情发泄

　　和成人一样，婴儿也需要发泄情感，他们一般也是以哭的方式进行。

·其他

　　蚊虫叮咬、婴儿睡床上有异物，甚至母亲紧张、烦躁的情绪，都会引起婴儿啼哭。

TIPS

　　新生儿没有一点自卫能力，时刻需要成人的精心照料，稍有疏忽，就可能发生意外，需引起家人的注意。

新生儿第 1 周的照顾

产后第 1 天,婴儿几乎整天都在沉睡。直到出生第 2 天,排出黑绿色胎便,到 4 ~ 5 天开始,胎便逐渐变为黄色。每天排尿次数 6 ~ 10 次,但次数多量少。从出生到 1 周之内体重有所减少,但 1 周之后会慢慢增加。

·根据宝宝的生活节奏来调整休息时间

此时对产妇来说,最重要的事情就是给宝宝哺乳和换尿布。产妇每隔 2 ~ 3 小时要给宝宝哺乳和更换尿布,有时需要凌晨时喂奶或更换尿布,这会使产妇感到身心疲劳。因此,产后一个月内,产妇应根据宝宝的生活规律安排饮食起居,如宝宝睡觉时产妇也睡觉或休息。

·宝宝需要随时哺乳

在形成哺乳规律以前,婴儿啼哭或想吃奶时,不论何时都应该给婴儿哺乳。此时期,哺乳间隔次数以及喂奶量没有固定的规律,一般从分娩一个月后才会变得比较有规律。即使母乳分泌不足,也应持续哺乳,因为婴儿吮吸乳头时会促进母体的荷尔蒙分泌,婴儿吮吸母乳的速度愈快,愈能促进母乳分泌,同时还能加快子宫康复速度。如果乳头受伤,应在哺乳前进行消毒,防止细菌感染婴儿。喂奶后必须挤出剩下的母乳以防乳腺堵塞。

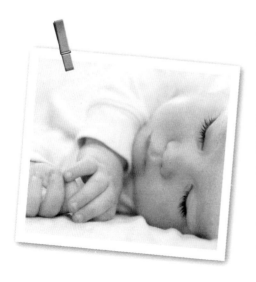

新生儿第 2 周的照顾

新宝宝的消化道发育不完善,容易吐奶,哺乳完后要竖立抱起宝宝,轻轻拍拍宝宝后背,让宝宝打嗝,促使空气排出。哺乳前应对乳头进行消毒,持续按摩乳房,挤出喂奶后剩余的母乳。即使熟悉了哺乳,最好还是持续对乳房和乳头进行按摩,每日 1 ~ 2 次。由于乳头是婴儿直接接触的地方,所以应该特别注意保持乳头的清洁。除此之外，哺乳后必须挤出剩余的母乳，这不仅有预防乳腺炎的作用，还能促进乳房分泌出新鲜的母乳。

新宝宝刚刚离开母体，体温调节中枢发育并不完善，容易发生新生儿硬肿症和脱水热，所以爸爸妈妈不要给宝宝穿得过多或过少。保持环境温度非常重要，冬季适宜温度为24~28℃，夏季适宜温度为26~30℃，湿度维持在45%~50%比较合适。

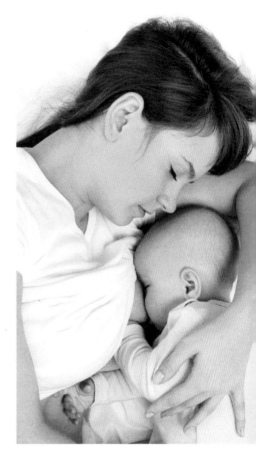

新生儿第 3 周的照顾

这个时期宝宝的头部绒毛脱落，排泄次数减少，排泄量增多，黄疸自然消失。可以带婴儿散步，转换心情，如果天气晴朗，身体状态也好，那么可以到附近的公园走一走，散散步活动筋骨，还能转换心情。这时带婴儿出去呼吸外面的新鲜空气有益于婴儿的健康，不过应避免到拥挤的商场或出远门。

新生儿第 4 周的照顾

这个阶段的宝宝因为肠道尚不适应外界环境，易发生肠绞痛、腹胀、腹泻，此时妈妈需要注意调节自己的饮食，不过于摄入肥甘厚味，不吃生冷刺激食品，以免加重宝宝负担。另外，由于这个阶段宝宝的喉软骨发育还不完善，所以听起来会有类似痰鸣的声音，妈妈们不必为此着急。如果痰鸣比较严重，妈妈可以尝试给宝宝喂一点白开水稀释一下痰液，也可以抱起来宝宝，轻拍后背，促使痰液排出。

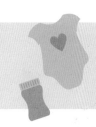

母乳喂养

哺乳前的乳房清洁与护理

· 哺乳期的乳房清洁

每次喂奶前后要特别注意乳房护理，用清洁的植物油涂在乳头上，待乳头上的痂垢变软，用4%硼酸水擦洗乳房、乳头和乳晕，或用温开水来清洗。彻底清洁乳头才能较好地防止新生儿肠胃道受感染。喂奶后挤空剩余的乳汁，并挤几滴乳液涂抹在乳头和乳晕上，这样可以保护乳房，并有利于乳汁分泌。

· 哺乳期预防胸部下垂

哺乳期间，乳房会增大，这时要注意避免乳房下垂。坚持戴胸罩是保持乳房弹性的重要方法。注意要选择纯棉质地的胸罩，大小合适、有钢托的款式，穿后

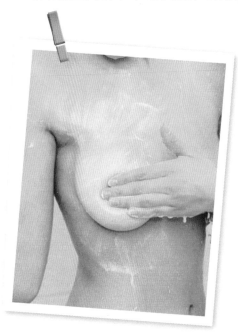

整理一下，用双手将乳房周围的赘肉拢到胸罩内，而且最好白天、晚上都佩戴着。如果感觉奶胀了尽快给孩子喂食，可有效防止支持组织和皮肤过度拉伸而使弹性降低。而且，注意哺乳时的喂养姿势，不要让孩子过度牵拉乳头。哺乳后，用手轻托乳头，按摩约10分钟。另外，哺乳期不要过长，孩子满10个月就应该断奶，这样才能有效保持韧带的弹性，防止乳房下垂。

· **注意防治乳房湿疹**

　　乳房湿疹所引发患处的水肿、红斑是滋生细菌、引发感染的温床，当妈妈患上乳房湿疹时会严重影响日常哺乳。而治疗乳房湿疹，要注意采用综合的方法，安全治疗，以免影响宝宝的健康。首先新妈妈要尽量避免各种不良刺激，不吃刺激性食物，不到日光下曝晒或者到外面受寒，不要过于用力去搔抓不适之处等。其次，要注意及时缓解紧张的情绪，尽量保持心态平和，按时作息，避免疲劳，从而减少湿疹病发的几率。另外，可以适当服用一些调节神经功能障碍的药物，比如维生素 B_1、维生素 B_2 和谷维素等。

· **注意预防乳头皲裂**

　　要预防乳头皲裂，应注意保持正确的喂哺姿势，以防止乳房疼痛。首先，妈妈的状态要放松，腰后、肘下、怀中都要垫上枕头，让宝宝横躺在怀中，脸对着妈妈的乳房，处于一个浑身舒坦的状态。妈妈用一只手握住乳房，拇指在上方，另外四指捧住下方，形成一个"C"字，注意手指要离开乳晕一段距离；用乳头逗引宝宝下唇，当宝宝嘴张得最大时，迅速搂紧，让宝宝含住乳头。

· **乳房交替喂奶**

　　在哺乳期内，新妈妈要采取正确的喂奶方法，两个乳房应交替喂奶。若宝宝只吃空一只乳房时，新妈妈要将另外一侧的乳房用吸奶器吸空，下次喂奶时，反顺序进行，这样对保持两侧乳房大小对称大有好处。

TIPS

　　使用香皂会洗去皮肤表面的角化层细胞，容易破坏皮肤表面的保护层，使乳房皮肤过分干燥、碱化，不利于乳房健康。

自然分娩的产妇的正确哺乳方法

　　哺乳时，母子都应该采取较舒适的姿势。婴儿在 3 个月前，母亲采取一边躺着一边哺乳的姿势是不安全的，因为在哺乳中，母亲一旦迷迷糊糊睡着了，乳房就有可能堵住婴儿的鼻子和嘴，使婴儿窒息。只有婴儿长到 4 个月后有了抵抗力，做出抵抗动作，才能使母亲惊醒，采用这种哺乳的姿势才安全。妈妈哺乳的姿势以盘腿坐和坐在椅子上为好。哺乳时，将婴儿抱起略倾向自己，使婴儿整个身体贴近自己，用上臂托住婴儿头部，将乳头轻轻送入婴儿口中，使婴儿用口含住整个乳头并用唇部贴住乳晕的大部分或全部。妈妈要注意用食指和中指将乳头的上下两侧轻轻下压，以免乳房堵住婴儿鼻孔而影响呼吸，或因奶流过急呛着婴儿。奶量大，婴儿来不及吞咽时，可让其松开奶头，喘喘气再吃。正确的哺乳姿势能促进哺乳、保证乳汁的分泌量及预防奶胀和乳头痛。如果姿势不正确，婴儿只吸住乳头，不仅不易吸出奶汁，而且还会吮破乳头或使乳头破裂，而且婴儿每次吮吸的奶水不多，还会导致乳房滞乳而继发奶水不足。

剖宫产的产妇的正确哺乳方法

剖宫产手术后，如果母亲和婴儿都很健康的话，仍可以进行母乳喂养。但母亲有心脏损害或有其他生命危险的情况下，就不能进行母乳喂养。剖宫产婴儿常常因麻醉剂作用而显得无生气，不过除非药物过量，一般婴儿不会受到影响。但是，如果在婴儿出生 48 小时后，母亲仍需止痛药，就应该在哺乳后服用，这样才能使母乳中的药物含量减少。

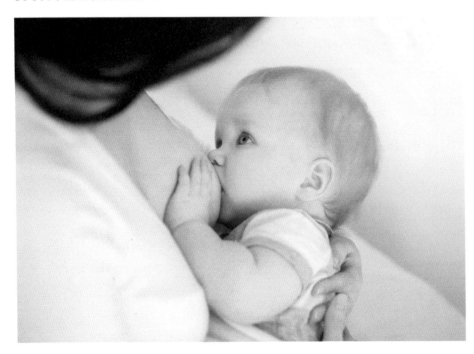

早产儿及双胞胎的母乳喂养方法

·早产儿的母乳喂养法

早产儿不成熟的程度及机体的健康程度会影响哺乳喂养的效果，从而不得不考虑采取相应的喂养措施。母亲应该用手挤奶或用吸奶器来维持供奶，直到婴儿能够在乳房上进行正常吮吸。被挤出或吸出的奶应妥善贮存，以准备通过软管或者小匙、小杯喂养婴儿。早产儿要尽量由母亲自己好好哺乳，因为早产儿母亲的乳汁比足月

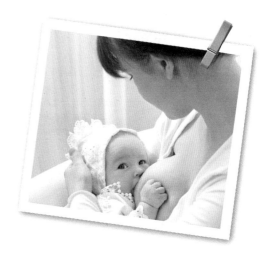

婴儿母亲的乳汁中蛋白质含量高80%，因此这种乳汁特别适合早产儿的需要。

·双胞胎的母乳喂养法

对双胞胎也能成功地进行母乳喂养。有些母亲可以同时喂养两个婴儿（双乳房同时供氧），这时喂养姿势显得尤其关键。无论母亲坐着或躺着，要保证婴儿能够靠着母亲腹部垫的枕头支撑着。如果生下双胞胎，那么关于宝宝的喂养可以请教一下保健医生。

哺乳中常见的问题及应对方法

·每次哺乳时间多长为宜

正常情况下，给新生儿哺乳的时间是每侧乳房10分钟，两侧20分钟最佳。这是因为就一侧乳房哺乳10分钟来看，最初2分钟内新生儿可吃到总奶量的50%，4分钟内可吃到总奶量的80%～90%，8～10分钟后乳汁分泌极少，故每次哺乳时间不宜超过10分钟。虽然就新生儿从一侧乳房补充到的总奶量来

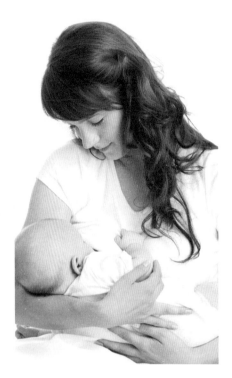

说只需 4 分钟就够了，但后面的 6 分钟也是必需的。这是因为通过新生儿吸吮可刺激催乳素释放，增加下一次母亲的乳汁分泌量，而且可增加母婴之间的感情。此外，从心理学的角度来看，它还能满足新生儿在口欲期口唇吸吮的需求。

• 哺乳过程中婴儿哭闹

有些妈妈不知道婴儿不舒服的原因，在哺乳过程中，经常遇到婴儿哭闹的情况。一般来说，只要抱着婴儿说话，就能使他平静下来。如果婴儿的腹部充满气体，就会导致严重的腹痛，因此引起他强烈的哭闹。在这种情况下，如果到医院诊察，医生就会开镇定剂等药物。

• 乳头干裂或疼痛

如果母亲用不自然的姿势哺乳，容易导致乳头干裂或疼痛，此时应向医生咨询，然后采用正确的姿势喂乳。另外，喂母乳时，如果吃奶姿势不舒服，婴儿就会咬乳头，因此最好让婴儿用硬口盖和舌头挤压乳晕部位，而且把乳头深深地放入婴儿的口腔内。乳房严重肿胀时，也会出现乳房痛症。在这种情况下，最好用手或挤奶器挤掉部分母乳。

• 流下母乳

婴儿吃一侧乳房内的母乳时，有些妈妈的另一侧乳房也会流下母乳。在这种情况下，应该用吸水纸擦拭乳头，或者在文胸内放纱布。如果听到婴儿的哭声（或听到其他婴儿的哭声），或者到了哺乳时间，有些妈妈的乳房就会出现这些症状。一般情况下，在哺乳初期容易出现这种情况，之后会逐渐消失。

• 乳房严重肿胀

　　在婴儿出生后一周内，第一次生成母乳时，流向乳房的血液会急剧增多，因此母乳的生产量和婴儿的摄取量不平衡。在这种情况下，容易出现乳房肿胀的现象，也说明母乳的分泌量远远超过婴儿的摄取量。出现这种情况时，可用拇指和食指轻轻地挤压乳晕内侧，就能挤出乳晕部位的母乳。一般情况下，可用手或者电动挤奶器挤出母乳。如果乳房疼痛，就可以用热水洗澡，这样能促进母乳的分泌。另外，还可以在乳房上面敷冷水或冰块。

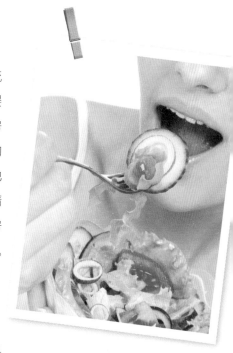

• 哺乳过程中必要的营养素

　　长期的经验表明，海带汤、绿豆粥、鲫鱼汤是促进母乳分泌的佳品。分娩后，应该多摄取生成母乳所需的热量。100毫升母乳的热量约为60卡，因此产妇每天得消耗800卡的热量来生成母乳，相当于妊娠前消耗量的4%，因此，为了正常地给新生儿喂母乳，产妇每天应多摄取一顿饭的热量。产妇应该摄取高热量、易消化、富含水分的食品，还要多摄取保护皮肤的维生素A、分解葡萄糖所需的B族维生素、维生素C及血液成分中的铁。另外，富含胡萝卜素的绿黄色蔬菜含有大量的维生素C和促进肠胃功能的膳食纤维，因此每天都要食用绿黄色蔬菜。虽然奶粉的质量不断地提高，但是始终无法完全替代母乳。婴儿所摄取的营养不同，发育状态会有明显的差异。要想培养健康的婴儿，母亲应该充分地摄取营养，用母乳帮助婴儿成长发育。

TIPS

　　对于生病的新生儿是否应坚持母乳喂养的问题，专家认为，即使新生儿在患病中，只要宝宝想吃，也可以坚持用母乳喂养。

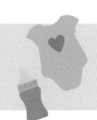

配方奶喂养

选择合适的配方奶

· 认识配方奶

　　配方奶粉又称母乳化奶粉，是一种为了满足宝宝的营养需要，在普通奶粉的基础上加以调配的奶制品。与普通奶粉相比，配方奶粉去除了奶粉中不适于婴幼儿吸收利用的成分，并添加了一些营养成分，使之更接近母乳，甚至可以改进母乳中的铁含量过低等不足。因此，给新生儿添加配方奶成为了一种很常见的现象。

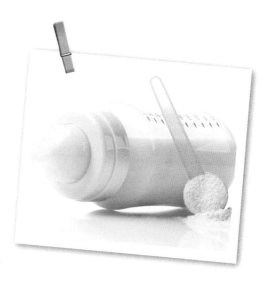

· 配方奶的营养成分

　　DHA、胆碱、核苷酸、核桃油、α–乳清蛋白……目前，这些熟悉的、不熟悉的营养成分纷纷被加进了婴幼儿配方奶粉中。国内外奶粉制造企业更是利用这些营养成分争夺中国婴幼儿奶粉市场这块大蛋糕，其营养卖点也让人不知所措：DHA、核苷酸、益生元……不管是洋品牌还是本土品牌，都着力宣传其配方及功效的独特性。那么，我们就来梳理一下配方奶粉主要营养成分的作用吧。

1 必需脂肪酸

必需脂肪酸是人类正常生长发育和维持健康必不可少的脂肪酸。由于人类无法合成 ω-3 和 ω-6（都是人体必需的脂肪酸），因此只能从膳食中获得。ω-3 的前体亚麻酸和 ω-6 的前体亚油酸被称为必需脂肪酸（EFA）。

2 核苷酸

核苷酸是母乳的天然成分。核苷酸参与所有细胞的生命过程，是人体遗传物质 DNA（脱氧核糖核酸）和 RNA（核糖核苷酸）的结构单位，存在于每个细胞中。普通人群可以合成，但对于生长发育迅速的婴儿来说，细胞移殖分化快，核苷酸需要量骤增，所以在婴儿配方奶粉中添加母乳量的核苷酸将有利于婴儿的生长发育。

3 DHA 和 AA

DHA 和 AA（ARA）人体可以合成。必需脂肪酸亚油酸和亚麻酸分别是 AA 和 DHA 的前体，通过去饱和酶及链延长酶的作用，可以合成。但对早产儿或 ω-3、ω-6 前体缺乏者，导致合成困难，会出现机体损害。DHA 俗名脑黄金，学名二十二碳六烯酸，属 ω-3 族长链多元不饱和脂肪酸。经研究，DHA 对大脑和视网膜发育起重要作用。AA（ARA）学名二十碳四烯酸，又名花生四烯酸，属 ω-6 族长链多元不饱和脂肪酸，对人体的生长发育有重要作用。在孕晚期及新生儿期，DHA 和 AA 迅速集中在大脑当中，人体视网膜的感光体内也有丰富的 DHA，主要通过胎盘或母乳来提供，所以，早产儿及缺乏母乳者，体内 DHA 水平会受影响。供给他们适当的 DHA 和 AA 是必需的。

4 BL- 双歧杆菌

加入此种成分的配方奶粉，能增加肠道双歧杆菌的数量，提高分泌型 IgA 水平，增加机体抵抗力；另外，BL- 双歧杆菌能顺利抵达肠道，可在肠内形成保护膜以防止病菌侵入。

5 乳铁蛋白

不仅能较好地补充铁质，增强造血功能，还能增强宝宝的抵抗力、免疫力。

·选择配方奶的基本原则

1 适合的就是好的

其实，奶粉只有适合宝宝的才是最好的。奶粉的价格再高、包装再精美、牌子再硬，都比不上宝宝吃得健康。适合宝宝的奶粉，首先是宝宝食后无便秘、无腹泻，体重和身高等指标正常增长，宝宝睡得香，食欲也正常；其次，宝宝食后无口气，眼屎少，无皮疹。

2 越接近母乳成分的越好

目前市场上配方奶粉的成分大都是接近于母乳的，只是在个别成分和数量上有所不同。母乳中的蛋白质有 27% 是 α-乳清蛋白，而牛奶中的 α-乳清蛋白仅占全部蛋白质的 4%。α-乳清蛋白能提供最接近母乳的氨基酸组合，提高蛋白质的生物利用度，降低蛋质总量，从而有效减轻肾脏负担。同时，α-乳清蛋白还含有调节睡眠的神经递质，有助于婴儿睡眠，促进大脑发育。所以要首选 α-乳清蛋白含量较接近母乳的配方奶粉。

3 根据宝宝年龄选择

奶粉说明书上都有适合的月龄或年龄，可按需选择。

4 按宝宝的健康需要选择

早产儿消化系统的发育较顺产儿差，可选早产儿奶粉，待体重发育至正常（大于 5000 克）才可更换成婴儿配方奶粉；对缺乏乳糖酶的宝宝、患有慢性腹泻导致肠黏膜表层乳糖酶流失的宝宝、有哮喘和皮肤疾病的宝宝，可选择脱敏奶粉，又称为黄豆配方奶粉；急性或长期慢性腹泻或短肠症的宝宝，由于肠道黏膜受损，多种消化酶缺乏，可用水解蛋白配方奶粉；缺铁的孩子，可补充高铁奶粉。这些选择，最好在临床营养医生指导下进行。

5 知成分助选择

配方奶粉有很多组成成分，了解这些成分的作用，对妈妈的理性选择非常有帮助。

清洁奶瓶的方法

洗过奶瓶的妈妈应该都知道，奶瓶的清洗非常麻烦。母乳和配方奶营养丰富，奶液中含有大量的脂肪、蛋白质，暴露在空气中很容易变质，如果只用清水清洗的话，很难将那些粘附在瓶上的蛋白质等物质清洗掉，而蛋白质类特别容易滋生病菌，而宝宝抵抗力弱，肠胃易受感染。为了让宝宝吃得更健康、更开心，下面就教妈妈们如何高效清洁奶瓶。

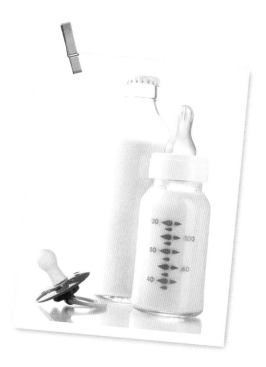

· 奶瓶的清洁

1	清洗奶瓶前，需将剩余的奶倒掉。
2	把奶瓶全部拆开。
3	将拆成小件的奶瓶放在清水中浸泡片刻。
4	滴入适量的宝宝奶瓶餐具清洗液。
5	用奶瓶刷子仔细刷洗奶瓶内部。
6	奶瓶的螺纹处也要仔细刷洗干净。
7	将奶瓶和奶嘴座拆开，分开清洗。
8	清洗完后，在消毒水中彻底清洗 2~3 次即可。

·奶瓶的消毒

1 煮沸式消毒

　　清水以完全浸没奶瓶为宜。在锅里注满清水，水的深度要能够浸没所有的喂奶用具，分批次放入奶瓶部件。为防止变形和爆裂，玻璃奶瓶要与冷水一起加热；等水沸腾后，再将奶嘴、奶瓶盖和奶嘴座等塑胶制品一同放入锅中，盖上锅盖再煮2~3分钟后关火即可。如果是塑料奶瓶，需要等水沸腾后再放入。

2 蒸汽消毒

　　现在许多有宝宝的家庭都使用上了蒸汽消毒锅。它的种类很多，妈妈们直接按照各品牌说明书操作即可。但是值得注意的一点是，消毒时奶瓶的每个部件都要分开摆放，不可叠加，以利于蒸汽的流通，从而达到理想的灭菌状态。

·晾干奶瓶

　　消毒完毕后，要使用干净的奶瓶夹把各部件从消毒锅里取出来，挂在奶瓶架上并在通风、干净处晾晒，这样既可防止烫伤，也可避免手对奶瓶的再次污染。

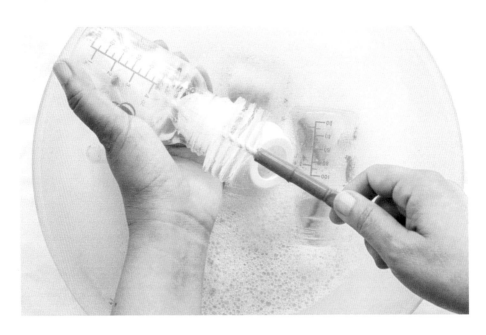

· 配方奶的调配方法

如果你还在为调配奶粉而发愁，那不妨试试下面的方法吧！

1 确保所有用具已消毒

要确保奶瓶、瓶盖、奶嘴、密封圈等用具都消过毒了。

2 水的温度

在水壶里装满新接的自来水，烧开，然后让水略微凉一凉，最理想的水温应该是70~90℃。也就是说，沸水冷却的时间不要超过半小时。

3 装水

在奶瓶里倒入适量的水。一定要先倒水，这样才能保证比例精确。如果先放奶粉，水和奶粉的比例就不对了，冲好的奶会太浓。

4 在奶瓶中加入适量的奶粉

要使用奶粉包装里带的勺，因为用这个勺量取的奶粉量刚好合适。不同牌子的奶粉，勺子可能也会不同，所以不能混用。

5 充分摇匀奶液

一定要把奶嘴拧紧，盖上瓶盖，然后充分的摇匀。

TIPS

每次给宝宝喂奶最好都现冲，以免滋生细菌，引起宝宝消化道不适。此外，喂奶前一定要给宝宝先试温度，以免烫伤。

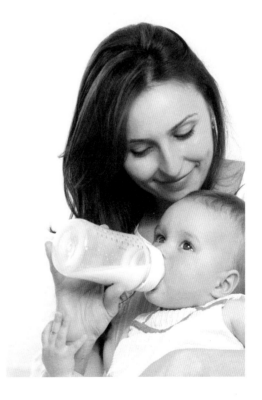

配方奶喂养中常见的问题及应对方法

·宝宝便秘及应对方法

牛奶中的蛋白质以酪蛋白为多，在小儿胃酸的作用下凝固成硬块，不易消化，可引起大便干燥、发硬，出现便秘。可以为宝宝选购添加了膳食纤维的配方奶粉，平时要给便秘的宝宝多喝些水或者果汁，也可以为宝宝做一下腹部按摩。按摩的方法是：双手放在宝宝肚子上依顺时针方向打圈，每天 2 次，每次揉 30 圈。

·换奶粉导致腹泻及应对方法

不同品牌的配方奶粉在成分上会略有不同，味道也就不一样了，对宝宝来说也就存在着不同成分所导致的腹泻。不过一定要换奶粉的话要慢慢来，最好一顿一顿地逐渐代替。如果之前的奶粉一直吃着不错，建议不要更换。同时在换奶期间导致宝宝腹泻的原因可能还有很多，例如奶瓶被污染、消化道感染等，父母一定要及时发现原因，并从根本上解决问题。

·宝宝不接受配方奶及应对方法

从出生后一直吃母乳的宝宝，突然给他改吃配方奶，很多宝宝一时都不能接受，容易出现拒奶的现象。这需要爸爸妈妈耐心引导，不可全部归罪于奶粉，可能是宝宝不喜欢奶嘴或者喂养方式不对等。在排除其他问题之后，可换一种接近母乳口味的奶粉。

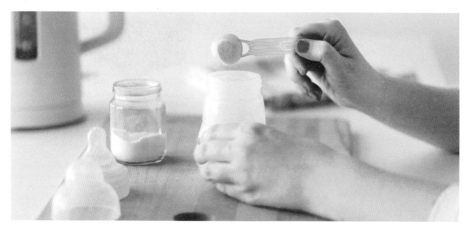

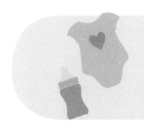

新生儿特殊生理现象与常见问题处理

生理性体重下降

出生后几天内，新生儿的体重会有所减轻（减少出生时体重的 5% ~ 10%），但是从第七天开始，体重开始重新增加。如果体重明显减轻或持续减轻，就说明婴儿没有吃饱，或者生病了；如果体重突然减轻，就应该到医院找出导致体重减轻的原因。喂母乳的情况下，如果减少喂乳量，就能刺激婴儿的食欲，而且能刺激母乳的分泌。

生理性黄疸

新生儿出生后 2 ~ 5 天会出现皮肤巩膜黄染现象，在 1 周内达到高峰，10 ~ 14 天后逐渐消退，早产儿或低体重儿巩膜黄染现象约持续 1 个月。巩膜黄染是由于新生儿肝功能发育尚不完善，出生后从母体接受的多余无用的红细胞破裂，胆红素郁积在血液中不能正常代谢所致，对新生儿的食欲和精神均无影响。在自然光线下肉眼观察时，全身皮肤呈淡黄色，白眼球微带黄色，医学上将其称为"生理性黄疸"。

假月经

部分女婴在出生后 5 ~ 7 天会从阴道流出少量血样分泌物，此称为"假月经"。这是由于孕妇妊娠后雌激素进入胎儿体内，胎儿的阴道及子宫内膜增生，而出生后雌激素的影响中断，增生的上皮及子宫内膜发生脱落所引起的。这些都属于正常生理现象，一般持续 1 ~ 3 天会自行消失。若出血量较多，或同时有其他部位的出血，则是异常现象，可能为新生儿出血症，需及时到医院诊治。

生理性乳腺增大

部分新生儿，无论是男孩还是女孩，会在出生后 3~5 天出现乳腺增大，并有的还会分泌淡黄色乳汁状液体。这是由于母亲怀孕后期，体内的孕激素、催产素经过胎盘传递到婴儿体内，新生儿出生后体内的雌激素发生改变而引起，一般持续 1~2 周会自行消失。这属于一种生理现象，家长不必紧张。

鹅口疮

鹅口疮又称为"念珠菌症"，是一种由白色念珠菌引起的疾病。鹅口疮多累及全部口腔的唇、舌、牙跟及口腔黏膜。发病时先在舌面或口腔颊部黏膜出现白色点状物，以后逐渐增多并蔓延至牙床、上腭，并相互融合成白色大片状膜，形似奶块状，若用棉签蘸水轻轻擦拭又不如奶块容易擦去，如强行剥除白膜后，局部会出现潮红、粗糙，甚至出血，但很快又复生。患鹅口疮的小儿除口中可见白膜外，一般没有其他不舒服，也不发热，不流口水，睡觉吃奶均正常。引起鹅口疮的原因很多，主要由于婴幼儿抵抗力低下，如营养不良、腹泻及长期用广谱抗生素等所致，也可通过污染上霉菌的餐具、奶头、手等侵入口腔引致，故平时妈妈应注意喂养的清洁卫生，餐具及奶头在喂奶前要清洗干净。婴幼儿一旦出现鹅口疮，爸爸妈妈们可采用以下方法来进行处理。首先，可用 2% 的苏打水溶液少许清洗口腔后，再用棉签蘸 1% 的龙胆紫涂在口腔中，每天 1~2 次；其次，可用制霉菌素片 1 片（每片 50 万单位）溶于 10 毫升冷开水中，然后涂口腔，每天 3~4 次。一般 2~3 天鹅口疮即可好转或痊愈，如仍未见好转，就应到医院儿科诊治。

马牙

大多数婴儿在出生后 4~6 周时，口腔上腭中线两侧和齿龈边缘出现一些黄白色的小点，很像是长出来的牙齿，俗称"马牙"或"板牙"，医学上叫做"上皮珠"。上皮珠是由上皮细胞堆积而成的，是正常的生理现象，不是病，"马牙"不影响婴儿吃奶和乳牙的发育，在出生后的数月内会逐渐脱落。有的婴儿因营养不良，"马牙"不能及时脱落，这也没多大妨碍，不需要医治。

脱水热

少数婴儿在出生3～4天后会因体内水分不足而引起发热，热度一般在38～40℃。新生儿表现出烦燥不安，啼哭不止，常伴有面色红、皮肤潮红、口唇黏膜干燥等症状。只需及时补充水分，就可以在短时间内恢复。对个别超热（腋温≥40.5℃）或高热抽痉者，需急送附近医院，予以留观或住院，接受供氧和输液治疗。病情得到控制后，1～2天就可恢复正常。

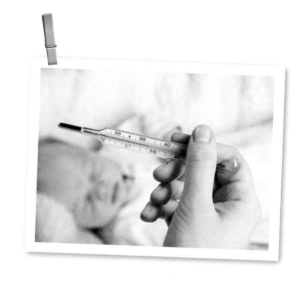

尿布疹

婴儿的下半身经常跟被尿液和其他排泄物弄湿的尿布接触，因此婴儿的柔软皮肤容易受到刺激。由于受尿液的主要成分氨的影响，婴儿的皮肤容易出现被称为"氨皮肤病"的发疹。另外，洗尿布时，如果不把洗涤剂冲洗干净，就容易刺激皮肤，一般情况下，由于白色念珠菌感染，容易导致被称为"脂溢性皮炎"的皮肤炎症。为了防止皮肤发疹，必须经常更换尿布，然后涂抹保护婴儿皮肤的护肤霜。如果出现发疹症状，最好去掉尿布，然后在清爽的空气下晾干皮肤。

尿酸梗塞

有的新生儿在出生后的2～5天，出现排尿前啼哭，尿布上出现砖红色渍，这是由尿液中尿酸过多沉积所致。只要多饮水，使尿液稀薄，很快尿液的颜色会恢复正常，但要注意与血尿区分。

青紫

如果新生儿出现皮肤青紫，并且这种青紫是呈斑点状的蓝红色，分布不均，持续两个星期左右就渐渐消失，那么，很大程度上是得了新生儿血红细胞增多症。这种新生儿血红细胞增多症与分娩时新生儿的脐带切断较晚，使得过多的胎盘血流入新生儿体内有关。如果新生儿是未成熟儿或新生儿皮肤上有局部性的青紫，则可能是产妇分娩时，这一局部受到压迫所致。一般情况下，这种青紫可渐渐消失。另外，有些新生儿出现青紫与保暖不好有关，婴儿的局部皮肤受冻后，小动脉收缩，也会出现青紫，但这种青紫在保暖后可很快消失。

鼻塞

新生儿的鼻腔黏膜柔软娇嫩，并富有毛细血管，鼻腔通道短而狭窄，所以一旦有鼻涕积聚，逐渐干结后，往往会阻塞鼻孔，影响孩子的呼吸，造成吸奶困难，严重时会影响吃奶。新生儿发生鼻腔堵塞是事出有因的，这是因为新生儿遇到轻微的感冒鼻腔就容易充血、水肿，使原本狭窄的鼻腔显得更加狭窄和闭塞，同时，不断出现的鼻腔分泌物也是鼻子阻塞的常见原因。另外，母亲孕期若服用利血平等降压药，也会间接影响新生儿鼻子的通畅而出现鼻塞现象。新生儿鼻子堵塞了怎么办呢？若是鼻黏膜充血、水肿引起的，可用 0.5% 麻黄素溶液点鼻，每侧鼻孔点一滴药，两个鼻孔点药的间隔时间为 3 ~ 5 分钟，一般可在睡觉前或喂奶前点药。需要注意的是，点药时，要使小儿头部稍后倾，以保证将药液滴入鼻腔。如果是由于鼻腔分泌物造成的阻塞，可用棉棍将分泌物轻轻地卷拨出来。若是干性分泌物，应先涂些软膏或眼药膏，使其变得松软和不再粘固在黏膜上时，再用棉棍将其拨出；或用棉花毛刺激婴儿鼻黏膜引起打喷嚏，鼻腔的分泌物即可随之排出，从而使新生儿鼻腔通畅。

打嗝

新生儿打嗝是由于横膈膜突然用力收缩所造成的，是很常见的情形。新生儿打嗝可由多种原因（如护理不当、外感风寒、乳食不当或进食过急或惊哭之后进食）引起。一般很短时间后会停止打嗝，这对宝宝是无害的，长大些会自然缓解。

过敏性红斑

新生儿红斑又称新生儿过敏性红斑，过去亦称新生儿中毒性红斑，是一种新生儿期极为常见的现象，发生率为 30% ~ 70%。目前对新生儿红斑的发生机理尚不十分清楚，有两种解释：一是认为新生儿经乳汁并通过胃肠道吸收了某些致敏源，或来自母体的内分泌激素而致新生儿产生过敏反应；二是新生儿皮肤娇嫩，皮下血管丰富，角质层发育不完善，当胎儿从母体娩出时，从羊水浸泡中来到干燥的环境，同时受到空气、衣服和洗澡用品的刺激，皮肤就有可能出现红斑。新生儿红斑是一种良性的新生儿期的生理现象，孩子的父母和家人无需为此过分担忧，通过加强观察、重视护理，数日后红斑大多可自行消退。

结膜炎

出生后几天内，大部分婴儿的眼睛里会流出淡黄色分泌物，这些分泌物容易凝结在眼睑上方或眼睛的内侧。在这种情况下，最好用温热的湿毛巾擦掉眼睛周围的异物。如果患有非特异性结膜炎，就会出现严重的分泌物。如果患有结膜炎，眼睑就会红肿，而且容易导致视力障碍，但是用抗生剂或眼药水能轻松地治疗结膜炎。炎症严重时，必须注射抗生剂，或者经常滴眼药水。除了淋球菌或绿脓杆菌引起的结膜炎外，只要适当地治疗，再严重的炎症也不会损伤眼睛。新生儿由于还没有完全形成从眼睛向鼻腔输送眼泪的鼻泪管，如果没有泪管堵塞，眼泪就从眼睛流出，因此容易导致结膜炎。为了防止结膜炎，滴入抗生剂或软膏后，最好用手按摩婴儿内眼角部位。如果反复地按摩眼睛和鼻子周围，能起到预防泪管堵塞的作用。

斜视或眼球震颤

新生儿的眼球运动不能协调，经常见到黑眼睛偏向一侧，或眼球上下、左右快速地颤动。前一种情况叫"斜视"，也叫"对眼"；后一种情况叫"眼球震颤"。单有这些症状对新生儿来说不是病态，经 3 ~ 4 周就会自行消失，如在新生儿期以后依然存在，或原来没有而在以后才出现，那就不正常了。同时要注意有无其他畸形存在，特别是头颅过小或过大，以及智力或运动发育不正常，那就是全身性的眼部病症了，应带孩子去医院检查原因。

油耳朵

正常新生儿的耳道可以分泌一种黄色透明无臭的非脓性分泌物，俗称"油耳朵"。油耳朵是因为皮脂腺分泌旺盛引起的，可以用稀释后的酒精或双氧水轻轻擦拭，慢慢便会自然减少。

生理性脱发

新生儿的胎发由母体带出，大部分新生儿在出生后的 2 ~ 3 周内会发生明显的脱发现象。这是由于婴儿出生后，大部分头发毛囊在数天内由成长期迅速转为休止期所致。一般经过 9 ~ 12 周后，小儿的毛囊会重新形成毛球，重新长出新发。如果有脱发加重的迹象，可到医院儿科就诊。

舌系带

舌系带俗称舌筋，即孩子张开口翘起舌头时在舌和口底之间的一薄条状组织。正常情况下新生儿的舌系带是延伸到舌尖或接近舌尖的，在舌的发育过程中，系带逐渐向舌根部退缩。个别新生儿舌系带长得太靠近舌尖，影响了舌的外伸和上卷，则需就医。

出生后无尿

正常新生儿往往于分娩后立即排尿，或在分娩过程中排尿。但有些新生儿在生后头 2~3 天内无尿，这可能是因为新生儿出生后没有喂奶，摄入的液体量太少，或从呼吸排出和皮肤蒸发的水分过多，也可能因新生儿尿液中有较多的尿酸盐结晶，而发生尿酸梗塞所致。因此，新生儿在生后 12 小时内应该开始喂奶，以保证体内储存足够的水分。如果超过两天仍无尿，则要考虑有无泌尿系统畸形。如果给新生儿喂 5% 的葡萄糖水后仍不排尿，那就是不正常的现象，应送往医院检查。

红色尿

新生儿出生后 2 ~ 5 天，由于小便较少，加之白细胞分解较多使尿酸盐排泄增加，可使尿液呈红色，并在排尿时出现啼哭，多在尿液染红尿布后被发现。此时可加大哺乳量或多喂温开水以增加尿量，防止结晶和栓塞，这种情况只持续数天就会自行消失。

胎痂

新生儿胎痂是一种常见的婴儿皮肤病，是一种很厚的覆盖在头皮上的痂，有时甚至蔓延到脸上、耳朵和脖子上。胎痂摸起来有些油腻，但大部分会自然痊愈，属于暂时性的现象。妈妈可从基本的卫生保健做起，只要用棉球蘸上宝宝油，涂在有痂块的部位数小时，之后再用梳子轻轻剥落，并用肥皂水等清洁干净即可，但不可强行清除，否则很可能因抓破头皮导致感染。

鼻上黄色小粒

新生儿出生后，在鼻尖及两个鼻翼上可以见到针尖大小、密密麻麻的黄白色小粒，略高于皮肤表面，医学上称"粟粒疹"。这主要是由于新生儿皮脂腺潴留所引起的。有这种小粒，表明孩子已经足月，几乎每个新生儿都可见到，一般在出生后一周就会消退，属于正常的生理现象，不需任何处理。

功能性腹胀

　　小宝宝的肚皮本来就会比成人大，看起来鼓鼓胀胀的，那是因为宝宝的腹壁肌肉尚未发育成熟，在腹肌没有足够力量承担的情况下，却要容纳和成人同样多的内脏器官而造成的，因此显得比较凸出。特别是宝宝被抱着的时候，腹部会显得下垂。此外，宝宝身体前后是呈圆形的，不像大人那样略呈扁平状，这也是让肚子看起来胀鼓鼓的原因之一。如果宝宝能吃、能拉、没有呕吐的现象、肚子摸起来软软的、活动能力良好、排气正常、体重正常增加，这一类腹胀大多属于功能性腹胀，无需特别治疗，只要采取预防措施就可以了。

胎记

　　胎记是新生儿常见的斑疹之一，多发生在腰部、臀部、胸背部和四肢，多为青色或灰青色斑块，也叫"胎生青记"，医学上称为"色素痣"。胎记的形状不一，多为圆形或不规则形，边缘清晰，用手压不褪色，这是由于出生时皮肤色素沉着或改变引起的，一般在出生后 5 ～ 6 年内自行消失，不需要治疗。

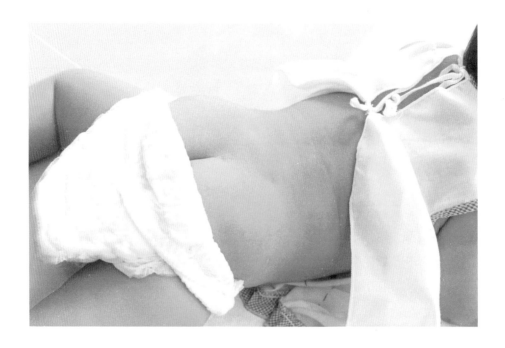

新生儿常见疾病防治

出血性疾病

新生儿特别是早产儿，凝血功能不成熟，较易发生出血性疾病，最常见的原因是DIC、维生素K缺乏所致的新生儿出血症和多种原因所致的血小板减少症，重者可危及生命，因此及时诊断和处理甚为重要。这些病表现为呕吐咖啡色样物，粪便暗红，重者可见颅内出血。

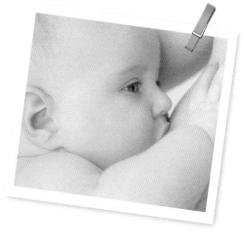

新生儿出血症可用维生素K_1肌内注射或静脉滴入。如果发现孩子有出血倾向，应及时去医院就诊，配合医生检查，以便及早诊断。

肚脐炎症

分娩时剪切的脐带留在婴儿的肚脐上，过几天就会脱落。一般情况下，脐带脱落的部位有很小的伤痕，但是很快就会痊愈。如果脐带周围被细菌感染，肚脐会潮湿，流出分泌物，大多数能自然恢复，但感染严重时会有脐轮红肿，脐凹内可见小的肉芽面或脐残端有少量黏液或脓性分泌物，病重时可有红、肿、热、痛等蜂窝织炎的症状，脐周明显红肿变硬，脓性分泌物较多，轻压脐周，有脓液自脐凹流出并有臭味。

必须保持肚脐周围的清洁。在脐残端脱落前后，要勤换尿布，保持脐部清洁干燥，每天可用75%的医用酒精涂擦脐残端和周围2～3次。如果有结痂形成，涂擦酒精时应将结痂掀起，从内向外涂擦，才能真正起到消毒的作用。

黄疸

50%的新生儿出生后可出现黄疸。首先出现在头部，随着胆红素水平升高，可扩展到全身。如果分娩时有产伤，婴儿可能会患上黄疸。早产儿则是因为肝脏不成熟，容易出现黄疸。其他原因如感染、肝脏疾病、血型不兼容等也会引起黄疸，但并不常见。黄疸又分为生理性和病理性两种。生理性黄疸在出生后2~3天出现，4~6天达到高峰，7~10天消退，早产儿黄疸持续时间较长，除轻微食欲不振外无其他症状，但个别早产儿血清胆红素过低也可发生胆红素脑病。若生后24小时即出现黄疸，2~3周仍不退，甚至继续加重，或消退后重复出现，或生后一周至数周内才开始出现黄疸，均为病理性黄疸，严重时可引起核黄疸，愈后差，可造成神经系统损害，严重可致死。

黄疸可用光纤疗法和酶诱导剂治疗，最新的治疗方法则是胆红素包裹法。需进行换血疗法时，应及时做好病室空气消毒。

佝偻病

新生儿佝偻病是由于维生素 D 和（或）钙磷缺乏引发的钙磷代谢失常，造成生长中的骨骼骨基质钙盐沉着障碍和（或）类骨组织（未钙化骨基质）过多聚积的一种营养性代谢性骨病。患儿会爱哭闹、多汗、不爱吃奶、容易受惊，严重时会出现方头顶、罗圈腿等现象，导致患儿发育迟缓，抵抗力较低。

预防该病首先应预防先天性佝偻病。提倡母乳喂养，孕妇要多食含钙丰富的食物，多晒太阳，婴儿出生后要多到户外太阳光下活动。冬天中午前后阳光充足，户外活动时应让幼儿露出手、脸；夏天则应在荫凉处，避免曝晒。

硬肿症

新生儿硬肿症是因寒冷损伤、感染或早产引起的皮肤和皮下脂肪变硬，其中寒冷损伤最多见，以皮下脂肪硬化和水肿为特征。该病多发生在寒冷季节，多见于重症感染、窒息、早产及低出生体重儿，绝大多数发生于出生后不久或生后7~10天内。

加强产前检查，做好保暖措施，减少早产几率。新生儿一旦娩出即用预暖的毛巾包裹，移至保暖床上处理，并做好体温监护。

败血症

新生儿败血症多发于出生后 1 ～ 2 周，是严重的全身性感染性疾病，主要因细菌侵入血液循环后繁殖并产生毒素所引起，病情严重时常并发肺炎、脐炎、脓疱疹等多方面的感染，出现发热持续时间较长或体温不升、面色灰白、精神萎靡、吃奶不好、皮肤黄疸加重或两周后尚不消退以及腹胀等症状。

目前对该病的治疗较有效，如无综合征则疗效更好，不会留后遗症。

便秘

新生儿通常一周排便一次。若大便坚硬，排便困难，或排便次数很少，则称为便秘。如果排出坚硬的大便，婴儿就会很疼痛，而且偶尔会导致肛裂、出血等症状。当母乳摄取量不足，或因呕吐等原因大量地损失水分，易导致便秘。另外，先天性巨大结肠是直肠下部局部闭锁的疾病，这种病也是导致便秘的主要原因之一。

出现便秘症状，应找出根本原因。同时，妈妈要给新生儿补充足够的水分，比如给婴儿喂白糖水，或者单独喂蔬菜汁、果汁。另外，可适当使用专治便秘的药。

肺透明膜病

该病是指新生儿出生后不久即出现呼吸困难、青紫、呼气性呻吟、吸气性三凹征和呼吸衰竭，主见于早产儿，因肺表面活性物质不足导致进行性肺不张。

做好孕妇保健，防止早产，对可能早产、羊水振荡试验阴性的孕妇，如无严重高血压或感染者，可在分娩前 1 ～ 7 天口服倍他米松 0.5 毫克或地塞米松 0.75 毫克，均 1 日 3 次，共 2 天；或静注氢化可的松 100 毫克，每 12 小时 1 次，共 4 次。

破伤风

　　该病是由破伤风杆菌感染脐部伤口感染而得，主要因新生儿断脐时消毒不彻底引起。起病时间多在婴儿出生后 4 ～ 7 天，发病越早，病情越重，预后越差。

　　给孕妇注射破伤风类毒素，能有效预防新生儿破伤风。新生儿出生后，脐带必须严格处理，一旦发现破伤风患儿就应迅速送医院诊治。

肺炎

　　新生儿肺炎以冬春季多发，临床表现为发热、咳嗽、呼吸困难，也有不发热而咳喘重者。根据致病原因可分为吸入性肺炎和感染性肺炎。

　　注意为患儿补充营养，保证摄入足够的热量及蛋白质等，还要注意多给宝宝喂水，以弥补机体脱失的水分。哺乳时更要特别注意，由于患儿容易出现呛奶、溢奶现象，所以要控制吃奶速度，不要采取平卧方式哺乳，且哺乳不宜过饱。

TIPS

　　新生儿肺炎也可由孕妇经胎盘传染给胎儿而致，或因羊膜早破、产程过长，阴道中微生物上行感染而造成，应做好产前检查。

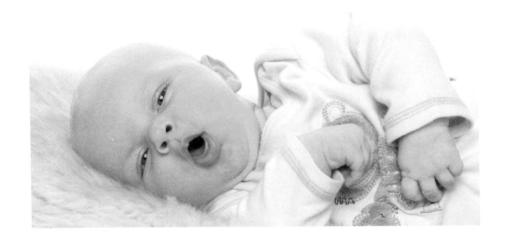

囟门异常

1. 囟门鼓起	宝宝的前囟门如果突然鼓起，用手摸上去有紧绷感，还伴有发热、呕吐、抽搐等情况，即宝宝的颅内压力增高，应尽快就医。
2. 囟门凹陷	如囟门短时间内凹陷，可能是体内缺水，需尽快就医，为宝宝补充液体，以防脱水。由于喂养不当或疾病影响导致宝宝营养不良、消瘦，前囟门也经常会凹陷。只要及时就医，合理膳食，此现象即可消失。
3. 囟门早闭	囟门早闭是指囟门在五六个月前过早闭合，常见于头小、畸形。如果头围小于正常值，又有其他智力发育方面的异常，可能是脑发育不良。
4. 囟门迟闭	囟门迟闭是指宝宝已经过了 18 个月，前囟门还未关闭。囟门迟闭常见于脑积水、佝偻病、呆小病等，少数生长过速的婴儿也会出现这种情况。
5. 囟门过小	囟门过小是指宝宝出生后不久的前囟门仅有手指尖大，或小得摸不到囟门，多为囟门早闭。要定期测量头围，观察满月前头围是否在正常范围内。如果宝宝头围的发育尚且正常，即使囟门偏小一些，也不会影响大脑的发育。
6. 囟门过大	囟门过大是指宝宝出生后不久前囟逐渐增大，可达 4～5 厘米。囟门过大，首先的可能是宝宝存在着先天性脑积水，其次也可能是先天性佝偻病所致。

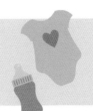

新生儿的习惯培养与训练

生活习惯培养

· 饮食习惯

　　婴儿消化系统薄弱，胃容量小，胃壁肌肉发育还不健全，应从小培养婴儿良好的饮食习惯，使其饮食有规律，吃好吃饱，更好地吸收营养，才能满足身体的需要，促进生长发育。母乳的前半部分富含蛋白质、维生素、乳糖、无机盐，后半部分则富含脂肪，它们是新生儿生长发育所必需的营养物质。因此，平时应该坚持让宝宝吃空一侧的母乳再吃另一侧，这样既可使婴儿获得全面的营养，又能保证两侧乳房乳汁的正常分泌。另外，如果奶水充足，宝宝在一侧再也吃不到的时候，也就知道哺乳过程结束了，就会渐渐睡去。倘若来回换着吃，反

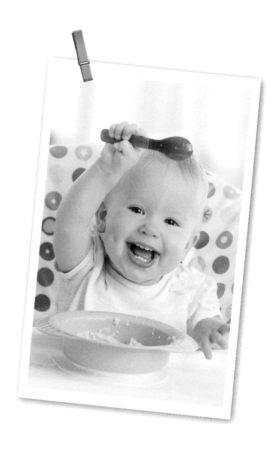

而会弄醒宝宝。这样容易让宝宝变得敏感，很难睡着，妈妈也会觉得疲劳。如果晚上宝宝饿醒了，要及时抱起喂奶，但尽量少和他说话。

· 睡眠习惯

　　如果让其仰卧，将其上肢伸展，然后放松，新生儿会自然让上臂又回复到原来的屈曲状态。另外，新生儿睡眠时最好采取左侧卧的姿势，因为新生儿出生时会保持在胎内的姿势，四肢仍屈曲。为了使其把出生时吸入的羊水等顺着体位流出，应让宝宝采用左侧卧的姿势，头部可适当放低些，以免羊水呛入呼吸道内。但是，如果新生儿有颅内出血症状，就不能把头放低了。如果将新生儿背朝上俯卧，他会将头转向一侧，以免上鼻道受堵而影响呼吸。

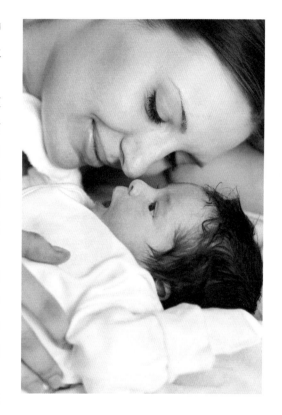

　　了解新生儿喜欢的卧姿，平时就不应该勉强将新生儿的手脚拉直或捆紧，否则会使新生儿感到不适，影响睡眠、情绪和进食，健康当然就得不到保证了。白天睡觉要定点，对于精力旺盛的宝宝来说，睡觉不是件容易的事情，白天要适当让宝宝活动一下，翻翻身、抬抬头、做做操，每次时间不要太长，这样，体力被消耗了的宝宝就很容易睡觉，但注意不要让宝宝玩得太累。晚上睡觉要定点，不要抱着睡或喝母乳、边拍边睡、摇晃床、口含乳头或吮吸手指。

· 卫生习惯

　　婴儿对疾病的抵抗力很弱，易感染各种疾病。从小培养宝宝爱清洁的好习惯，可以使婴儿少生病，保持身体健康。保持良好的卫生习惯，才能让宝宝感觉到清爽舒适。因此，从新生儿开始就要培养定时洗澡、清洁卫生的习惯，应每天洗澡，也应每天洗脸、手及臀部。在冬天每周可洗澡 1 ~ 2 次，并要经常替他洗去乳汁、食物及汗液、尿液与粪便。因为一个月的新生儿新陈代谢很快，每天排出的汗液、尿液与流液等会刺激他的皮肤，而新生儿的皮肤十分娇嫩，表皮呈微酸性，如果不注意皮肤清洁，一段时间后，在皮肤皱褶处如耳后、颈项、腋下、腹股沟等处容易形成溃烂甚至感染。臀部包裹着尿布，如不及时清洗，容易患尿布皮炎。刚开始洗澡，宝宝可能不适应水，会吵，而你也会紧张，但渐渐地他会喜欢水，见到水就会露出愉快的表情。

· 排便习惯

　　新生儿大小便次数多，可以有意识地进行训练，定时把大小便，还可以用声音刺激排便。同时，要注意清洁新生儿的屁股，保持干爽卫生。

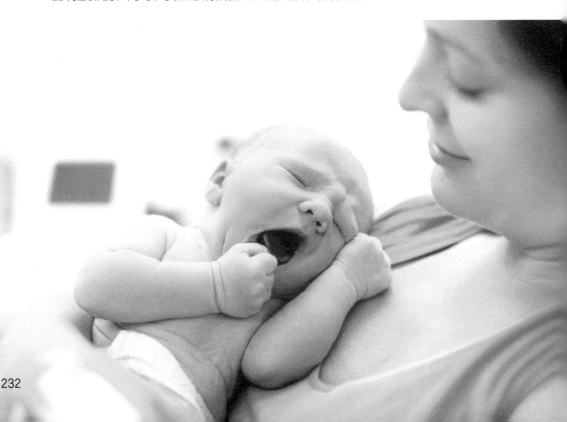

三感训练

早期教育必须从 0 岁开始，因为此时大脑可塑性最高。大脑的可塑性是大脑对环境的潜在适应能力，是人类终生具有的特性。年龄越小，可塑性也越大。据国内外研究表明，孩子刚出生时大脑发育已经完成了 25%，从 0 岁开始的外部刺激，将成为大脑发育的导向；3 岁前，尤其是出生的第一年是大脑发育最迅速的时期；而 5 岁时大脑的发育将达到 90%。另外，早期形成的行为习惯将编织在神经网路之中，而将来若改变已形成的习惯却要困难

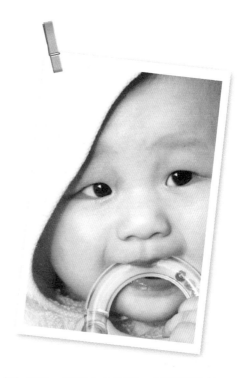

很多。因此，现在的家长特别注重孩子的早期教育，婴儿的以上特性也使 0 岁教育成为必要。在新生儿时期，可以锻炼宝宝的听觉、视觉、情绪反应，妈妈可以通过喂奶时的话语或对着新生儿唱歌、肢体动作的训练、良性的刺激等来开发新生儿大脑的潜能。

1. 视觉能力

新生儿的视力虽弱，但能看到周围的东西，甚至能记住复杂的图形，喜欢看鲜艳有动感的东西，所以家长这时要采取一些方法来锻炼宝宝的视觉能力。宝宝喜欢左顾右盼，极少注意面前的东西，可以拿些玩具在宝宝眼前慢慢移动，让宝宝的眼睛去追视移动的玩具。宝宝的眼睛和追视玩具的距离以 15 ～ 20 厘米为宜。训练追视玩具的时间不能过长，一般控制在每次 1 ～ 2 分钟，每天 2 ～ 3 次为宜。宝宝在吃奶时，可能会突然停下来，静静地看着妈妈，甚至忘记了吃奶，如果此时妈妈也深情地注视着宝宝，并面带微笑，宝宝的眼睛会变得很明亮。这是最基础的视觉训练法，也是最常使用的方法。除此之外，还可以把自己的脸一会儿移向左，一会儿移向右，让宝宝追着你的脸看，这样不但可以训练宝宝左右转脸追视，还可以训练他仰起脸向上方的追视，而且也使宝宝的颈部得到了锻炼。

2. 听觉能力

在新生儿期进行宝宝的听觉能力训练是切实可行的，因为胎儿在妈妈体内就具有听的能力，并能感受声音的强弱、音调的高低和分辨声音的类型。因此，新生儿不仅具有听力，还具有声音的定向能力，能够分辨出发出声音的地方。所以，除自然存在的声音外，我们还可人为地给婴儿创造一个有声的世界，例如给婴儿买些有声响的玩具——拨浪鼓、音乐盒、会叫的鸭子等。此外，可让婴儿听音乐，有节奏的、优美的乐曲会给婴儿安全感，但放音乐的时间不宜过长，也不宜选择过于吵闹的音乐。母亲和家人最好能和婴儿说话，亲热和温馨的话语能让婴儿感受到初步的感情交流。新妈妈可以和新生儿面对面地谈话，让他注视你的脸，慢慢移动头的位置，设法吸引新生儿视线追随你移动。

3. 触觉能力

触觉是宝宝最早发展的能力之一，丰富的触觉刺激对智力与情绪发展都有着重要影响。越是年龄小的宝宝，越需要接受多样的触觉刺激。父母平时可以多给宝宝一些拥抱和触摸，一方面传递爱的讯息，一方面增加宝宝的触觉刺激。还可以用不同材质的毛巾给宝宝洗澡，让宝宝接触多种材质的衣服、布料、寝具等，给宝宝不同材质的玩具玩。在大自然里有许多不同的触觉刺激，这是一般家庭环境所缺乏的，如草地、沙地、植物等。父母不妨多找机会带宝宝外出，充分接触大自然，这对触觉发展大有帮助。爸爸妈妈应该多与宝宝接触，这样不但能增进亲子关系，更能为宝宝未来的成长和学习打下坚实的基础。

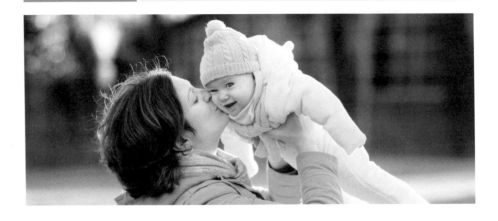

语言能力训练

·鼓励宝宝发出声音

　　鼓励宝宝多多发出声音，可以促进宝宝的语言能力发展。宝宝 1 个月内偶尔会吐露一些"咿呀语"，他们这样做是为了听到他们自己的声音，他们还用不同的声音表示不同的情绪。咿呀语和真正的语言不同，它不需要去教，宝宝自然就会了，不过父母可以通过微笑和鼓励增加宝宝咿咿呀呀的次数。例如一个母亲同她 3 个月的孩子交谈："儿子今天好吗？你好吗？我很高兴，你呢？你现在想要什么？你的奶瓶？这是你想要的？好，它在这儿。"在这个交谈中，母亲假定她的宝宝是有能力回答的。母亲问完后停顿一下，给她的小宝宝回答的机会，然后又接着说。母亲的这种交谈方式，向小宝宝表达了她的愿望，希望他们彼此间能够交谈。当小宝宝终于开始说话时，父母仍可继续这种方式。

·语言能力发展

　　在生命的第一年里，宝宝的语言发展会经过三个阶段：第一阶段（0 ~ 3 月），为简单发音阶段；第二阶段（4 ~ 8 月），为连续发音阶段；第三阶段（9 ~ 12月），为学话阶段。由此可知，宝宝其实一直都在学习讲话。所以在一开始，当宝宝还没有说话能力的时候，父母要经常和宝宝讲话，听到父母的声音，宝宝会感到舒适愉快。经常给孩子微笑的表情，注视孩子的眼睛；孩子发出咿呀的声音时，要给孩子积极的回应，还要经常让孩子适当地哭一哭；宝宝啼哭时，父母要发出与其哭声相同的声音。这时宝宝会试着再发声，几次回声对答，宝宝喜欢上这种游戏似的叫声，渐渐地学会了叫而不是哭。这时父母把口张大一点儿，用"啊"来诱导宝宝对答，对宝宝发出的第一个元音，家长要以肯定、赞扬的语气用回声给以巩固强化，并记录下来。

运动能力训练

宝宝的运动能力始于胎儿时期，并在新生儿期也表现出很复杂的运动能力，这时父母应该给孩子足够的活动空间，给孩子进行适当的体格锻炼，才能使宝宝更加活跃、身体更强健。新生儿体格锻炼有助于生长发育，婴儿体质的好坏，不仅受先天因素的影响，而且受后天营养和锻炼的影响。体格锻炼是利用自然因素和体育、游戏活动来促进儿童生长发育、增进健康、增强体质的积极措施。

· 帮宝宝按摩

在帮宝宝按摩时，一般情况下，从抚摸头部或后背的动作开始。第一次按摩时，把身体的主要部位按摩几分钟，熟练之后就慢慢地按摩其他部位。在按摩过程中，应该继续跟婴儿说话，如果婴儿感到不舒服，就应该停止按摩。

1 头部

在盘腿的状态下，让婴儿靠着大腿仰卧，然后用一只手支撑婴儿的头部，用另一只手沿着顺时针方向柔和地抚摸婴儿的头部。

2 肩部和手臂

用一只手轻轻地抬起婴儿，并用手臂抬起婴儿的头部、后背和臀部。用另一只手揉婴儿的肩部和手臂，然后上下活动抱婴儿的手臂。用同样的方法反复按摩 4 ~ 5 次。

3 胸部

把左手放在婴儿的胸部上方，然后用手指沿着顺时针方向按摩胸部和肋骨。另外，上下活动支撑婴儿的腿部。

4 侧腰

用按摩后背的姿势上下摇晃婴儿，然后用手按摩婴儿的侧腰。沿着顺时针方向轻轻地抚摸后背，然后按摩连接脊椎和盆骨的部位，以及侧腰部位。在脐带完全脱离之前，不能触摸肚脐部位。

5 后背

让婴儿趴在妈妈的手臂和大腿上面，然后用另一只手沿着顺时针方向轻轻地抚摸婴儿的后背。此时，上下活动妈妈的腿部，并摇晃婴儿。

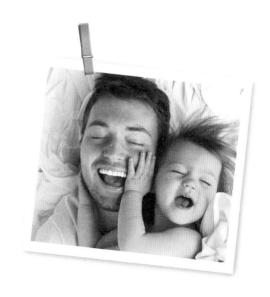

• 刺激体能发育

对宝宝进行抱、逗、按、捏，对宝宝的体能是非常好的刺激。逗可以活跃气氛、丰富感情，对婴儿是一种最好的娱乐方式。逗可以使婴儿高兴得手舞足蹈，使全身的活动量进一步加强，而且对周围事物的反应也显得更加灵活敏锐。抱是传递母子感情、对婴儿最轻微得体的活动。当婴儿在哭闹不止的情况下，恰恰是最需要抱，从而得到精神安慰的时候。为了培养婴儿的感情思维，特别是在哭闹的特殊语言的要求下，不要挫伤幼儿心灵，应该多抱抱婴儿。按不仅能增加胸背腹肌的锻炼，减少脂肪细胞的沉积，促进全身血液回圈，还可以增强心肺活动量和肠胃的消化功能。捏是家长用手指对婴儿进行捏揉，较按稍加用力，可以使全身和四肢肌肉更紧实。一般先从上肢至两下肢，再从两肩至胸腹，每行 10 ~ 20 次。在捏揉过程中，小儿胃激素的分泌和小肠的吸收功能均有改变，特别是对脾胃虚弱、消化功能不良的婴儿效果更加显著。除了抱以外，逗、按、捏均不宜在进食当中或食后不久进行，以免食物呛入气管，一般应选择在进食 2 小时后进行。操作手法要轻柔，不要过度用力，以让婴儿感到舒适为宜，并且不要让婴儿受凉，以防感冒。在逗戏婴儿时，笑态表情自然大方，不要做过多的挤眉、斜眼、歪嘴等怪诞不堪的动作，以避免婴儿模仿形成不良的病态习惯，将来不好纠正。抱、逗、按、捏是婴儿健身简便易行的有效方法，对婴儿的身心健康有着良好的作用。

• 动作能力训练

抬头训练

宝宝只有抬起头，视野才能开阔，智力才可以得到更大发展。不过，由于新生儿没有自己抬头的能力，还需要爸爸妈妈的辅助才能练习并做到。平时，可以在室内墙上挂一些彩画或色彩鲜艳的玩具，当宝宝醒来时，爸爸妈妈把宝宝竖起来抱抱，让宝宝看看墙上的画及玩具，这种方法也可以锻炼宝宝头颈部的肌肉，对抬头的训练也有积极作用。当宝宝锻炼后，应轻轻抚摸宝宝背部，既是放松肌肉，又是爱的奖励。如果宝宝练得累了就应让他休息片刻。另一种方法是当宝宝吃完奶后，妈妈可以让他把头靠在自己肩上，然后轻轻移开手，让宝宝自己竖直片刻，每天可做 4~5 次。还有一种方法是，让宝宝自然俯卧在妈妈的腹部，将宝宝的头扶至正中，两手放在头两侧，逗引他抬头片刻。也可以让宝宝空腹趴在床上，用小铃铛、拨浪鼓或呼宝宝乳名引他抬头。

迈步训练

宝宝在新生儿期就有向前迈步的先天条件反射，宝宝如果健康没病，情绪又很好时，就可以进行迈步运动的训练。做迈步运动训练时，爸爸或妈妈托住宝宝的腋下，并用两个大拇指控制好宝宝的头，然后让宝宝光着小脚丫接触桌面等平整的物体，这时宝宝就会做出相应而协调的迈步动作。尽管宝宝的脚丫还不能平平地踩在物体上，更不能迈出真正意义上的一步，但这种迈步训练对宝宝的发育和成长无疑是有益的。所以，在进行训练时，你要表现得温柔一点儿，时间控制在每天 3 ~ 4 次，每次 3 分钟较为适宜。如果宝宝不配合，千万不要勉强，以免弄伤宝宝。新生儿已经具有很复杂的运动能力，但是如果包裹在襁褓中会极大地限制新生儿运动能力的正常发育，应该让新生儿有足够的活动空间，这样才能促进运动能力的发展。

户外运动

抱新生儿到户外去，可以呼吸到新鲜空气。新鲜空气中氧气含量高，能促进宝宝新陈代谢。同时，室外温度比室内低，宝宝到户外受到冷空气刺激，可使皮肤和呼吸道黏膜不断受到锻炼，从而增强宝宝对外界环境的适应能力和对疾病的抵抗能力。新生儿在户外看到更多的人和物，在观察与交流中可促进他的智力发育。一般夏天出生的婴儿出生后 7 ~ 10 天，冬天出生的宝宝满月后就可抱到户外。刚开始要选择室内外温差较小的好天气，时间每日 1 ~ 2 次，每次 3 ~ 5 分钟。以后根据宝宝的耐受能力逐渐延长。应根据不同季节决定宝宝到户外的时间：夏天最好选择早、晚时间，冬天选择中午外界气温较高的时候到户外去。出去时衣服穿得不要太多，包裹得也不要太紧。如果室外温度在 10℃ 以下或风很大，就不要抱宝宝到户外去，以免受凉感冒。